Raus aus der Adipositas

Rüdiger Horstmann

Raus aus der Adipositas

Warum Diäten dick machen und die Operation ein guter Weg ist

2. Auflage

Geleitwort von Alfred Cassebaum

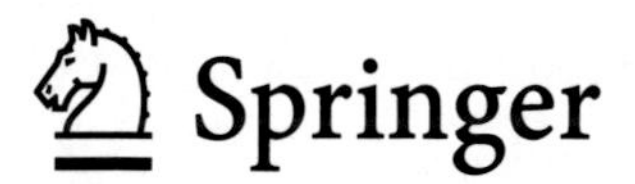

Rüdiger Horstmann
Münster, Deutschland

ISBN 978-3-662-65807-9 ISBN 978-3-662-65808-6 (eBook)
https://doi.org/10.1007/978-3-662-65808-6

Die Deutsche Nationalbibliothek verzeichnet diese Publikation in der Deutschen Nationalbibliografie; detaillierte bibliografische Daten sind im Internet über http://dnb.d-nb.de abrufbar.

Springer

Planung/Lektorat: Renate Eichhorn
Springer ist ein Imprint der eingetragenen Gesellschaft Springer-Verlag GmbH, DE und ist ein Teil von Springer Nature.
Die Anschrift der Gesellschaft ist: Heidelberger Platz 3, 14197 Berlin, Germany

Geleitwort

Übergewichtige Menschen haben an einem sicher keinen Mangel: an guten Ratschlägen. Die haben sich in TV, Zeitschriften und Internet zu einem lukrativen Markt entwickelt. Trotzdem geht der oft lebenslange Kampf gegen das Übergewicht meist verloren. Unter dem Strich haben sich dann nicht nur die Kilos vermehrt, sondern auch Enttäuschung und Frustration.

Die Ratschläge für eine gesunde Ernährung, die von Ärzten und anderen professionellen Helfern kommen, entsprechen zwar oft dem aktuellen Stand der Wissenschaft, vernachlässigen aber leider die Tücken der Krankheit „Adipositas". Am Ende sind dann in der Regel alle ein weiteres Mal gescheitert: die Betroffenen, die in ihrem Körper gefangen bleiben und die professionellen Helfer ebenfalls, bei denen die übergewichtigen Menschen Rat und Hilfe gesucht, aber oft nicht gefunden haben. Den Schaden tragen aber zuletzt immer die Übergewichtigen: sie bleiben mit ihrem Problem alleine.

Der vorliegende Ratgeber schließt hier eine Lücke.

Rüdiger Horstmann hat das „Lebensproblem" übergewichtiger Menschen erkannt und zeigt Auswege: nicht durch wundersame Diäten oder Zaubertricks, sondern durch professionelle Diagnostik, Beratung und eine operative Maßnahme, die nicht im Mittelpunkt steht, sondern wie ein Mosaikstein in das gesamte Konzept eingebunden ist. Er ermutigt Betroffene, Verantwortung für ihre Situation zu übernehmen, indem sie Unterstützung bekommen und ebenso selbst aktiv werden: „Raus aus der Adipositas" heißt gleichzeitig „Raus aus der Hilflosigkeit": niemand ist seinem Schicksal ausgeliefert!

Man muss, wie ich aus eigener Erfahrung als Arzt weiß, erst lernen, die Behandlung übergewichtiger Menschen als ärztliche Aufgabe anzunehmen. Allzu leicht tun auch viele Ärzte Übergewicht und Adipositas als gesellschaftliches „Lifestyle-Problem" ab, für das die Medizin nicht zuständig ist. Hat man dann aber den Schalter umgelegt und die Übergewichtigen erst mal „ins Herz geschlossen", fällt einem erst recht auf, wie lückenhaft und mangelhaft die medizinische Versorgung Übergewichtiger ist. Und hier geht es ja nicht nur um das Übergewicht an sich, sondern um eine ganze Reihe sehr ernsthafter medizinischer Folgeprobleme – von Diabetes und Bluthochdruck bis zu Krebserkrankungen!

Rüdiger Horstmann ist ein engagierter und kompetenter Experte, der mit diesem Ratgeber übergewichtige Menschen auf sympathische und mitfühlende Art an die Hand nimmt. Seine Erklärungen und Lösungsvorschläge sind wissenschaftlich begründet und zugleich auch für Nicht-Mediziner gut verständlich. Horstmann übernimmt als Chirurg ohnehin große Verantwortung, die er umgekehrt von den Betroffenen fordert, damit sie den Weg aus der Adipositas nicht nur sehen, sondern auch gehen können.

Horstmann bleibt mit seinen Ratschlägen, Informationen und Empfehlungen realistisch und macht zugleich Hoffnung. Mich jedenfalls hat sein Ratgeber begeistert und ich kann ihn allen Übergewichtigen nur ans Herz legen: er ist eine Ermutigung für alle übergewichtigen und adipösen Menschen, die bereit sind, aktiv zu werden und ihr Schicksal in beide Hände zu nehmen: es gibt Lösungen jenseits von Frühlingsdiät und Jojofalle! Ergreifen und nutzen muss man sie allerdings selber – dieser Ratgeber zeigt, wie es gehen kann!

Dr. med. Alfred Cassebaum MBA, Arzt und Soziologe

Vorwort

Auch wenn dieses Buch jetzt in einem renommierten Verlag für Fachbücher erscheint, so handelt es sich doch weiterhin um einen leicht verständlich geschriebenen Ratgeber für alle Menschen, die sich für das Thema Adipositas interessieren, ob nun selbst betroffen oder auch nicht. Dieses Buch fängt da an, wo die vielen anderen guten und gut gemeinten Bücher oder Zeitschriften aus dem Buchhandel und die vielen Ratgeber aus Funk, Fernsehen und Online-Webinaren aufhören. Mit all diesen Programmen konnten und können Interessierte sehr viel über eine gesunde Nahrungsaufnahme lernen und haben mehr oder weniger erfolgreich abgenommen. Doch haben die Meisten eine Zeit lang später bemerkt, dass sie das Gewicht wieder drauf haben oder sogar noch mehr. Die Menschen sind zunächst verzweifelt und irgendwann ist es ihnen gleichgültig. Sie finden sich damit ab, dick zu sein.

Doch es gibt einen Ausweg, das so lang ersehnte Leben doch noch zu erreichen, nämlich die Adipositas-Chirurgie eingebettet in ein komplexes Behandlungsregime. Dieses Buch zeigt aber auch, dass es sich hier nicht um einen leichten Weg handelt. Und genau diese Möglichkeit wird leider in allen populären Büchern, Zeitschriften, TV-Sendungen und Online-Webinaren verschwiegen oder nur am Rande erwähnt.

Das Buch ist aber nicht nur für die Frustrierten, die es aufgegeben haben, an ein „leichteres Leben“ zu glauben. Es ist auch geschrieben für all die, die verstehen wollen, warum sich in unserer Gesellschaft die Adipositas immer weiter verbreitet und warum Diäten in der Behandlung ungeeignet sind.

Aus den Kommentaren zur ersten Auflage konnten wir entnehmen, dass einige Leser überhaupt gar nicht damit einverstanden waren, dass wir die Operation als einzige Möglichkeit beschrieben. Dieser Eindruck soll nicht erweckt werden. Das gesamte Programm des multimodalen Konzeptes gibt genügend Spielraum, eine angemessene Gewichtsabnahme auch ohne Operation zu erlangen. Sie wird niemandem aufgedrängt. Unsere Erfahrung zeigt allerdings, dass es ab einem bestimmten Grad der Adipositas nur noch sehr wenige Menschen alleine schaffen. Meine Worte können für alle ein Ansporn sein zu zeigen, dass sie es auch ohne Operation schaffen. Umso besser. Wenn es dann allerdings doch nicht klappen sollte, finden sie in diesem Buch einige Erklärungen und Auswege aus ihrem vermeintlichen Dilemma.

Viel Freude beim Lesen.

Ihr Rüdiger Horstmann

P. S. Liebe Lesende, wir haben unser Bestes gegeben, um sämtliche Geschlechter in diesem Buch anzusprechen und weitestgehend genderneutrale Begriffe gewählt. Trotzdem kann es vorkommen, dass aus Gründen der besseren Lesbarkeit bei Personenbezeichnungen und personenbezogenen Hauptwörtern ausschließlich die männliche Form verwendet wird. Entsprechende Begriffe gelten im Sinne der Gleichbehandlung aber grundsätzlich für alle Geschlechter und beinhalten keine Wertung.

Münster, Deutschland — Rüdiger Horstmann

Vorwort zur 1. Auflage

Die durchschnittliche tägliche Gehstrecke an einem typischen Wochentag in Deutschland betrug im Jahr 2010 nur noch 400 Meter,[1] während sie im Jahr 1950 noch bei zehn Kilometern lag.

Die Anzahl der Übergewichtigen und Adipösen hat sich in den letzten 50 Jahren weltweit nahezu verdoppelt. Während ungefähr eine Milliarde Menschen auf unserer Welt Hunger leiden, gibt es mehr als zwei Milliarden übergewichtige und adipöse Menschen, etwa ein Drittel der Weltbevölkerung. Nach Angaben der WHO ist einer der wesentlichen Gründe hierfür der zunehmende Bewegungsmangel moderner Menschen. Kein Wunder, wenn Sie sich die obenstehenden Zahlen ansehen, oder?

Eines der letzten Völker von Jägern und Sammlern in unserer Welt lebt in Tansania. Es ist der Stamm der Hadza mit geschätzt etwa 1000 Stammesangehörigen. Für ihren Lebensunterhalt erbeuten sie Wild, suchen Honig und Beeren und leben nomadisch in wechselnden Gruppen. Laut einem Forscherteam laufen die Jäger des Stammes täglich etwa 14 Kilometer und die Sammler etwa acht.

Im Schnitt verbraucht sowohl ein Stammesmitglied der Hazda als auch eine durchschnittliche erwachsene Person etwa 2500 Kilokalorien. Trotz dieser enormen Bewegungsunterschiede verbrennen die Jäger und Sammler der Hazda, also täglich etwa die gleiche Energiemenge wie ein durchschnittlicher Bundesbürger. Daraus lässt sich schließen, dass der Körper die täglich verbrauchten Kalorien in einem engen Rahmen hält, egal ob viel oder wenig Bewegung vorliegt. Doch was bedeutet das nun konkret?

[1] https://de.statista.com/statistik/daten/studie/441323/umfrage/durchschnittliche-taegliche-gehstrecke-an-einem-typischen-wochentag/

Ganz einfach: Training allein hält und macht nicht schlank. Die Ursache für Übergewicht ist vielmehr eine zu hohe Kalorienaufnahme. Doch auch hierbei gibt es Unterschiede von Mensch zu Mensch. Wie kommt es, dass manche Menschen dick werden und andere eben nicht?

Bestimmt kennen auch Sie Personen, die Essen gewissermaßen „in sich hineinschaufeln" können und trotzdem dünn bleiben, während andere ein Stück Kuchen bildlich gesprochen nur ansehen, und schon haben sie wieder ein Kilo zugenommen. Unfair, oder? Was dagegen hilft, das wissen wir vermeintlich alle: die nächste Diät. Keto, Paleo, keine Kohlenhydrate, Teilzeitfasten, Brigitte-Diät, Atkins-Diät oder Pulverdiät – die Zeitschriften und Reformhäuser sind voll von Produkten, Tipps und Tricks, die Sie dabei unterstützen wollen, schlank zu werden und zu bleiben. Wahrscheinlich haben auch Sie schon mindestens eine dieser Methoden ausprobiert. Hand aufs Herz: haben sie Ihnen langfristig geholfen? Ich vermute: Nein, denn sonst würden Sie dieses Buch nicht lesen.

Diäten machen auf Dauer dick. Warum das so ist, das erläutere ich Ihnen in diesem Buch. Sie werden erfahren, welche sensiblen Mechanismen in unseren Körpern und Gehirnen wirken, welche unfairen Strategien die Nahrungsmittelindustrie verfolgt und warum Adipositas, also Fettleibigkeit, nicht Ihre Schuld ist. Außerdem möchte ich Ihnen gerne einen Weg aus dem ständigen Diäten-Dilemma aufzeigen und Sie mitnehmen auf eine Reise hinaus aus dem ewigen Kampf gegen den eigenen Körper. Vielleicht wird es auch für Sie zu einer Reise zu Ihrem neuen Ich.

Für wen ist dieses Buch?

Dieses Buch richtet sich an alle, die bereits stark übergewichtig sind, die Adipositas haben und auch für diejenigen, die vielleicht in letzter Zeit zugenommen haben und merken, dass ihr Gewicht den Ausschlag in die falsche Richtung nimmt. Weiterhin ist dieses Buch auch für alle Nicht-Adipösen gedacht, die adipöse Personen kennen und sie auf ihrem Weg aus dem Diät-Wahnsinn unterstützen möchten. Und es ist für all diejenigen, die ganz einfach die Krankheit Adipositas besser verstehen wollen, um so der üblichen Diskriminierung entgegen zu wirken.

Adipositas – oder schlicht „Dicksein" – ist ein sensibles Thema. Stellen Sie sich vor, Sie sind in einer Beziehung und sehen, dass Ihre Partnerin oder Ihr Partner immer dicker wird. Sie sehen, dass er oder sie sich unwohl fühlt. Das ist ein Riesenthema! Schließlich können Sie nicht einfach sagen: „Sieh zu, dass du deine Wampe loswirst" oder „Mit diesem Hintern passt du bald nicht mehr auf unser Sofa." Was für ein Affront! So etwas wäre eine absolute Beleidigung und gerade in Partnerschaften ist so eine wenig feinfühlende Kritik destruktiv.

Dennoch ist es wichtig ehrlich zu sein, und vielleicht machen Sie sich auch ernsthaft Sorgen um Ihre Gesundheit oder die Gesundheit Ihrer Liebsten. Auch für Sie ist dieses Buch, denn Sie erhalten umfassende Informationen darüber, welche Lösungsansätze es außerhalb der zahlreichen „Nimm zehn Kilo in fünf Tagen ab-Diäten" gibt.

Der allerwichtigste Punkt direkt zu Beginn: Erkenne und akzeptiere das Problem! Der wahrscheinlich schwerste Schritt ist es, sich einzugestehen: „Ich muss etwas machen. Es reicht nicht mehr aus, die Frühjahrsdiät aus irgendeiner Männer- oder Frauenzeitschrift durchzuführen." Und an dieser Stelle auch ganz deutlich: Sie haben nicht versagt, wenn Sie sich Hilfe suchen. Im Gegenteil, damit beweisen Sie Mut, Selbstverantwortung und dass Sie für sich einstehen. Den ersten Schritt haben Sie schon getan, denn Sie halten dieses Buch in Ihren Händen.

Ich unterstütze Sie gerne auf Ihrem Weg. Mein Name ist Rüdiger Horstmann, ich bin Professor für Chirurgie und leite das Adipositas-Centrum Münster (www.adipositascentrum.de). Ich habe schon Hunderte von Adipösen in ihrem Veränderungsprozess begleitet und setze mich dafür ein, dass möglichst viele Menschen, so auch Sie, ein Verständnis für diese durch die WHO anerkannte Krankheit entwickeln. An dieser Stelle möchte ich sofort mit einem Vorurteil aufräumen, das sich leider hartnäckig in der Gesellschaft hält: Adipöse Menschen sind nicht willensschwach oder undiszipliniert, nein, sie sind krank!

Für alle Menschen, die mehr über diese Krankheit, die Hintergründe und ihre Behandlungsmöglichkeiten erfahren möchten, ist dieses Buch interessant.

Viel Freude beim Lesen.

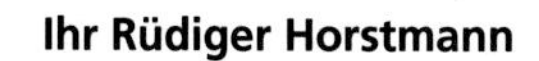

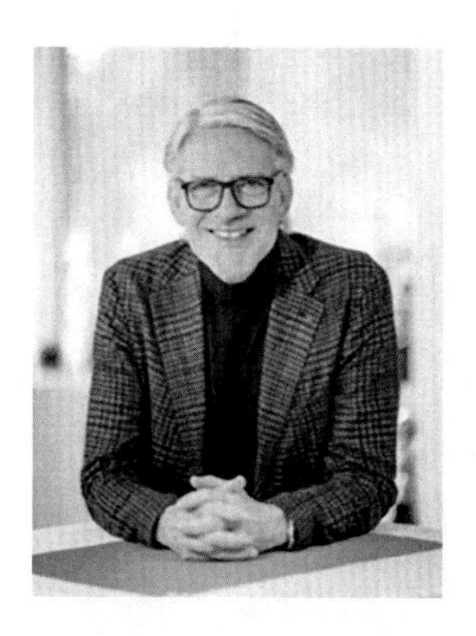

Münster, Deutschland Rüdiger Horstmann

Inhaltsverzeichnis

1

Wie konnte es so weit kommen?

Alles lässt sich mittlerweile in Bildern einfangen und so spielt in der heutigen Zeit die äußere Erscheinung eine große Rolle. Die meisten Menschen haben bereits eine persönliche Erfahrung mit dem Versuch abzunehmen gemacht, da sie nicht ganz mit ihrer Figur einverstanden sind. In der gesamten Gesellschaft wird aber zugenommen, seit Jahren und kontinuierlich. Adipositas ist zu einer Art Epidemie geworden, obwohl die Krankheit nur im übertragenen Sinne ansteckend ist. Wie konnte es so weit kommen?

1.1 Diäten machen dick!

Woran denken Sie normalerweise, wenn die Hose kneift oder die Blusenknöpfe sich nicht mehr schließen lassen? Richtig: ich muss abnehmen, der Bauch muss weg. Der klassische Weg lautet dann: Die Kalorienzufuhr muss eingeschränkt werden, es ist mal wieder Zeit für eine Diät.

Sie entschließen sich also eine **Diät** durchzuführen. Zu schön sind die Vorher-Nachher-Bilder in den Zeitschriften, die Bilder im Fernsehen und auf Social Media von Personen mit Top-Figuren. Alle schaffen es abzunehmen und fantastisch auszusehen, scheinbar mühelos. Genau das wollen Sie auch. Also richten Sie sich streng nach den Regeln der neuesten Wunderdiät und essen nur Kartoffeln mit Quark, Putenschnitzel mit Salat oder rühren sich dreimal täglich ein mehr oder weniger schmeckendes Pülverchen in Ihre fettarme Milch.

R. Horstmann, *Raus aus der Adipositas*, https://doi.org/10.1007/978-3-662-65808-6_1

Jede Diät geht ja über einen begrenzten Zeitraum, und darüber sind Sie schon ab dem ersten Tag froh. Schließlich wollen Sie nicht Ihr ganzes Leben lang nur noch Kartoffeln oder Quark essen! Aber für ein paar Wochen ist es okay, zumindest reden Sie sich das ein.

Abhängig von Ihrem Ausgangsgewicht nehmen Sie anfangs auch hervorragend ab. Sie stellen sich nach einer Woche auf die Waage: drei Kilo weniger! Wow! Toll! Sie fühlen sich schon schlanker und überlegen, ob Sie sich neue Sachen kaufen. Schließlich sollte man sich regelmäßig belohnen, das stand auch in der Zeitschrift, aus der die Diät stammt. Die Abnahme motiviert Sie, weiterzumachen, obwohl Sie eigentlich keine große Lust mehr haben auf Kartoffeln und Quark. Doch es dauert ja nicht mehr lange. Nur noch ein paar Tage oder Wochen, dann haben Sie es geschafft. Sie ziehen es also weiter durch. Noch mehr Kartoffeln, Putenschnitzel und Salat. Keine Schokolade, Kuchen oder Chips mehr! Auch danach, nie mehr! Sie sind wild entschlossen. Diesmal klappt es!

Eine Woche später stellen Sie sich wieder auf die Waage. Jetzt sind es noch zwei Kilo weniger. Das ist auch noch okay. Sie halten sich also weiter an die Vorgaben, würzen Ihren Quark jeden Tag anders und freuen sich schon auf den Sommer mit Ihrer wunderbaren, neuen Figur. Nach einer weiteren Woche, die diesmal eine Quälerei war, ist es wieder so weit: Wiegetag! Sie merken zwar eigentlich nicht, dass die Hose besser sitzt, aber Sie haben sich genau an die Diätempfehlung gehalten, also wird die Abnahme schon erfolgt sein. Sie stellen sich auf die Waage. Einmal, zweimal, dreimal, denn Sie können es nicht glauben! Trotz aller Anstrengungen wiegen Sie nicht ein einziges Pfund weniger! Unter Umständen haben Sie sogar etwas zugenommen, und das, obwohl Sie sich doch an alles gehalten haben.

Wie fühlen Sie sich dann? Ja, richtig, frustriert – diätfrustriert. Und was machen viele Menschen normalerweise, wenn sie diätfrustriert sind? Sie fallen in alte Muster zurück und gehen zum Kühlschrank. Diesmal aber nicht, um Quark zu essen, sondern ein schönes Wurstbrot. Alles war für die Katz. Sie sind (mal wieder) gescheitert.

Da Sie dieses Buch in den Händen halten, kennen Sie das Beschriebene wahrscheinlich aus eigener Erfahrung, oder Sie kennen eine Person, der es schon einmal so ergangen ist. Vielleicht fragen Sie sich nun, vielleicht nicht zum ersten Mal, warum Diäten zu Anfang immer gut funktionieren, doch nach ein paar Wochen die Abnahme bereits stockt und am Ende das Ergebnis sogar meist schlechter ist als vorher.

> Merke: Lassen Sie die Finger von Diäten. Viele Menschen sehnen sich nach dem Gewicht, das sie vor ihrer ersten Diät hatten.

1.2 Der Kampf ums Überleben

Leider ist unser Körper nicht so leicht auszutricksen, denn während Sie nur einige Kilos verlieren möchten, ist Ihr Körper ab Tag eins der Diät in Alarmbereitschaft. Die normale Kalorienmenge, die Sie Ihrem Körper sonst zuführen, ist mit einem Mal drastisch eingeschränkt. Ihr Körper wittert eine **Hungersnot** und kämpft ums Überleben! Dafür hat er eine Reihe äußerst wirksamer Strategien entwickelt.

Merke: Das System „Mensch" kann nicht unterscheiden zwischen Diät und Hungersnot.

Die stagnierende Abnahme, also der Stillstand beim Abnehmen, ist im Grunde auf eine Veränderung Ihres Grundumsatzes als Folge der „Unterernährung" zurückzuführen. Um diesen Mechanismus, der in der Menschheitsgeschichte überlebenswichtig war, besser zu verstehen, sehen wir uns einmal den Grundumsatz und Kalorienbedarf einer durchschnittlichen Person an. Sie werden dann verstehen, warum Diäten scheitern müssen.

Der **Grundumsatz** ist die Summe der Kalorien, die verbrannt werden, ohne dass Sie sich wissentlich bewegen. Er liefert die Energie für Ihren Körper bei völliger Ruhe, um Ihre Körperfunktionen aufrechtzuerhalten. Während Sie also im Bett liegen und schlafen, verbrauchen Sie einige Kalorien für die Aufrechterhaltung der Körpertemperatur, die Herztätigkeit, Atmung und auch Darmtätigkeit: Ihren Grundumsatz. Die Leber und die Skelettmuskulatur benötigen je etwa 26 %, das Gehirn 18 %, das Herz 9 % und die Nieren 7 % dieser Grundumsatz-Kalorienmenge.

Im Internet finden Sie einfache Formeln, mit denen Sie Ihren Grundumsatz auf Basis Ihres Geschlechts, des Alters, Ihrer Körpergröße und Ihres Gewichts berechnen können. Für einen normalgewichtigen Menschen ergibt sich aufgrund dieser Berechnungen etwa ein Grundumsatz von 1700 kcal. Doch das ist noch nicht alles, denn dazu kommt ein Leistungsumsatz von etwa 800 kcal bei mittlerer körperlicher Betätigung. Dieser Leistungsumsatz variiert, je nachdem, wie viel Sie sich täglich körperlich bewegen. Sitzen Sie viel im Büro, ist der Leistungsumsatz deutlich niedriger, als wenn Sie zum Beispiel in einem pflegenden Beruf arbeiten und viel herumlaufen. Der Grund- und Leistungsumsatz summieren sich zu Ihrem individuellen Kalorienbedarf von etwa 2500 kcal.

Nehmen wir also an, Sie benötigen eben diese 2500 kcal am Tag, 1700 kcal für Ihren Grundumsatz und 800 kcal für den Leistungsumsatz, also Ihre aktive Bewegung. Während der Diät reduzieren Sie Ihre Kalorienzufuhr um 1000 kcal auf 1500 kcal. So weit, so gut. Anfangs führt diese Reduktion auch zu einer Gewichtsabnahme. Doch schon nach kurzer Zeit geht Ihr Körper in Alarmbereitschaft, denn für ihn droht eine Hungersnot!

Da Ihr Körper nicht wissen kann, dass Sie nur planen, sich etwa drei Wochen lang von Kartoffeln und Quark zu ernähren, reagiert er sofort auf die verminderte Kalorienzufuhr und reduziert seinen Grundumsatz entsprechend. Ihr Körper ist natürlich sehr daran interessiert, zu überleben und das kann er auch mit nur etwa 800–900 kcal Grundumsatz. Er fährt dafür einfach einige nicht-überlebenswichtige Funktionen etwas herunter, um die wesentlichen Körperfunktionen am Laufen zu halten.

Sie quälen sich also weiter mit der Diät und Ihr Körper reagiert mit einer Reduktion des Grundumsatzes. Er benötigt ab sofort in Summe nur noch 1600 kcal, zusammengesetzt aus dem reduzierten Grund- und dem regulären Leistungsumsatz. Der Effekt: trotz aller Mühen nehmen Sie nicht mehr ab, denn Sie nehmen ja genügend für den geänderten Bedarf zu sich!

Wenn Sie aus Frust nun wieder an den Kühlschrank gehen und „normal" essen, oder sogar Ihre Diät direkt beenden, trifft diese erneute, eigentlich „normale" Kalorienzufuhr auf den reduzierten Grundumsatz. Sie essen wie vor Ihrer Diät etwa 2500 kcal. Doch jetzt benötigt Ihr Körper nur noch 1600 kcal. Sofort haben Sie einen Überschuss von etwa 900 kcal.

Da Ihr Körper ein Sicherheitsfanatiker ist, fährt er den Grundumsatz sicherheitshalber auch erst einmal nicht wieder nach oben. Nein, er behält den reduzierten Grundumsatz noch bei, man kann ja nie wissen! Die nicht benötigten Kalorien lagert er vorsorglich direkt für schlechte Zeiten in Fettdepots ein. In unserem Beispiel sind das 900 kcal pro Tag, das sind 6300 kcal pro Woche! Diese Vorgehensweise bedeutet natürlich Sicherheit für Ihren Körper und Ihr Überleben, doch die Folgen davon sind mehr Bauch- oder Hüftumfang.

Diese Systematik führt dazu, dass Sie einige Zeit nach der Diät mehr wiegen als vor der Diät. Der klassische „Jo-Jo-Effekt" hat zugeschlagen. Dieses Phänomen betrifft die meisten Menschen, sodass es nur ein Fazit gibt: **Diäten machen dick.**

> Merke: Der Jojo-Effekt hat früher nach einer Hungersnot dafür gesorgt, dass mit einem zusätzlichen Fettpolster für schlechte Zeiten besser vorgesorgt wurde. Heute macht er die Menschheit immer dicker.

1.3 Der Grundumsatz sinkt – oh je

„Ich wäre froh, wenn ich das Gewicht wieder hätte, das ich vor meiner allerersten Diät hatte." Vielleicht kennen Sie diesen Satz oder haben ihn sogar schon einmal selbst gesagt. Irgendwie ist es doch gemein, dass Menschen einerseits rasant zunehmen können, doch, selbst wenn sie auf ihre Ernährung achten, nur langsam abnehmen. Und Diäten bewirken augenscheinlich sogar das Gegenteil. Wie kann das sein?

Dazu möchte ich Ihnen gerne, nach den Erläuterungen zum „Jo-Jo-Effekt", die Theorie vom sogenannten **„Set Point"** näherbringen. Damit ist nicht der „Satzball" im Tennis gemeint, sondern ein Sollwert.

Unser Körper kennt leider bezüglich seines Gewichtes keinen solchen Sollwert. Das wäre schön, denn dann würde unser Körper selbstständig sein Wohlfühlgewicht finden und sich immer wieder dorthin einpendeln, egal, ob Sie mal mehr oder mal weniger essen oder sich bewegen.

Leider definiert unser Körper diesen Sollwert jedoch immer wieder neu, und zwar entsprechend seinem jeweils erreichten Höchstgewichts. Unser System weiß nicht, wann Übergewicht und Adipositas beginnen. Das ist unserem Körper nämlich ziemlich gleichgültig und so verteidigt er auch nicht irgendein von Ihnen definiertes Idealgewicht oder strebt nach der Kleidergröße, die Sie gerne hätten. Stattdessen verteidigt unser System – dummerweise – das jeweils erreichte Höchstgewicht als Sollwert.

Wieso wird aber ausgerechnet dieses Gewicht „verteidigt"? Ganz einfach: unser Körper versucht immer einen Gewichtsverlust zu vermeiden, ganz gleichgültig wie hoch das Ausgangsgewicht ist. Gewichtsverlust versetzt unser System in einen Alarmzustand, um unser Leben bei Nahrungsmangel zu schützen. Ihr Körper erkennt nicht, ob eine „echte" Hungersnot vorliegt oder „nur" eine Diät. Sein Job besteht darin, Ihr Leben zu schützen, und genau das tut Ihr Körper mitsamt all seiner Funktionen auch, so wie im vorherigen Kapitel beschrieben.

Merke: Das System Mensch verteidigt seinen „Set Point", sein Sollgewicht, und das ist sein einmal erreichtes Höchstgewicht.

Hierzu ein Beispiel, das Sie vielleicht auch kennen. In der ursprünglich amerikanischen, mittlerweile auch in Deutschland populären Fernsehdokumentation *The Biggest Loser* kämpfen Personen mit erheblicher Adipositas auf vielen Ebenen für einen gehörigen Gewichtsverlust, während ihre Anstrengungen, Erfolge und Misserfolge im Fernsehen übertragen werden. Eine

Forschergruppe hat diese Personen während einer gesamten TV-Staffel und vor allem auch danach untersucht.

Während der Sendung treiben die Teilnehmenden extrem viel Sport. Ihre Kalorienzufuhr liegt bei 800 kcal pro Tag. Diese Kombination aus wenigen Kalorien und viel Bewegung führt natürlich nach einiger Zeit zu einer beträchtlichen Abnahme. Einer der adipösen Mitspieler hatte beispielsweise zu Beginn der Sendung 195 kg auf den Rippen, und am Ende der Show nur noch 108 kg. Innerhalb von sieben Monaten hatte er es mit Sport und wenig Essen geschafft, fast 90 kg abzunehmen.

Der Mann wirkte trotz seines Erfolges jedoch anschließend geistig ausgebrannt und körperlich am Ende. Doch er wollte unbedingt nach der Fernsehshow sein Gewicht halten und trainierte weiterhin mehrere Stunden am Tag. Eine Zeit lang hielt er damit erfolgreich sein Gewicht, doch irgendwann musste er seine Arbeit wieder aufnehmen und hatte weniger Zeit zum Trainieren. Durch den Stress an seinem Arbeitsplatz war er immer hungrig, er aß wieder „normal" und nach nur wenigen Wochen hatte er 45 kg wieder „drauf".

Diese Geschichte ist kein Einzelfall: 13 von 14 Teilnehmern dieser Staffel von *The Biggest Loser* hatten nach sechs Jahren den Großteil ihres Gewichtes wieder zugelegt oder waren sogar noch schwerer. Das lag nicht an ihrer Disziplin oder Willenskraft, denn beides war während der Sendung immens trainiert worden und auch später bemühten sich die meisten der Teilnehmenden um eine reduzierte Kalorienzufuhr und reichlich Bewegung. Leider nur mit wenig Erfolg. Denn anstatt ihr erreichtes Gewicht zu halten, hatten die Diäten zu besagtem, verringertem Grundumsatz und zusätzlich zu hormonellen Veränderungen und damit unbändigem Hunger geführt.

Doch warum verändert sich der Hormonspiegel während einer Diät? Eigentlich reicht es doch schon, dass der Grundumsatz herunterfährt, oder?

1.4 Sättigungshormon Leptin

Bei jeder Diät, und egal, von welchem Ausgangsgewicht aus gesehen, seien es nun 190 kg wie bei extrem Adipösen oder lediglich 80 kg bei Personen, die ihre Figuren für den Sommerurlaub straffen wollen, sinkt der Leptinspiegel.[1]

[1] Leptin ist ein Hormon, das als natürlicher Appetitzügler gilt. Es wird von den Fettzellen im Körper produziert.

Im Jahr 1994 wurde zunächst in Mäusen, später auch bei uns Menschen das sogenannte **„Sättigungshormon“ Leptin** gefunden, das überwiegend in Fettzellen gebildet wird. Es spielt eine Rolle für die Regulierung von Appetit und Stoffwechsel. Aus Versuchen mit sehr fetten Mäusen (die sogenannten „OBESE-Mäuse“) weiß man, dass diese Mäuse ständig das Gefühl haben, verhungern zu müssen, obwohl ihnen ausreichend Nahrung angeboten wurde. Der Grund: ihr Körper produziert das Hormon Leptin nicht oder in nicht ausreichender Menge. Die Forscher stellten fest, dass ein außerordentliches Hungergefühl somit tatsächlich hormonell gesteuert wird, nicht nur bei Mäusen, sondern auch bei uns Menschen.

Das Leptin kann bis in das Gehirn zu unserem **Hungerzentrum** (Hypothalamus) vordringen. Dort angekommen, gibt es Signale an diese auch **Sättigungszentrum** genannte Struktur ab und nimmt dadurch direkten Einfluss darauf, wann und wie viel wir essen. Viel Leptin im Blut signalisiert, dass der Körper ausreichend viel Fett gespeichert hat und das Essen einstellen kann. Wenig Leptin signalisiert dagegen einen Mangelzustand; infolgedessen entsteht starker Hunger und der Körper wird dadurch zum Essen aufgefordert. Ihr System kann nicht unterscheiden, ob es eine Hungersnot gibt oder Sie nur eine Diät machen. Das Hungergefühl ist in beiden Fällen dasselbe.

Nun wäre es doch keine schlechte Idee, wenn man das Hormon Leptin als Medikament zu sich nehmen könnte, um seinen Appetit zu zügeln, oder? Doch leider funktioniert der gesamte Mechanismus zwischen Hormonspiegel und Sättigungsgefühl nur bei Menschen mit einem normalen Körpergewicht. Übergewichtige Menschen hingegen haben aufgrund der hohen Rate von Fettzellen ohnehin schon einen hohen Leptinspiegel im Blut, allerdings ohne, dass dadurch ein Sättigungsgefühl hervorgerufen wird. Der Grund ist eine sogenannte **Leptin-Resistenz**: die Betroffenen können kein „gesundes“ Sättigungsgefühl mehr empfinden. Die Zellen im Gehirn, genauer im Hypothalamus, werden durch das Hormon nicht mehr angesprochen.

Adipöse leiden also nicht unter einem Leptinmangel, sondern ganz im Gegenteil, sie haben sogar zu viel davon. Ihr Problem ist, dass das Leptin seine ursprüngliche Wirkung verloren hat. Die Wirkung des Leptins kann nur wieder zurückgewonnen werden, wenn die adipöse Person erheblich an Gewicht verliert. Leider hilft die Verabreichung eines leptinhaltigen Medikaments dabei nicht, denn bei Leptinresistenz ist von außen zugeführtes Leptin genauso wirkungslos wie vom Körper produziertes.

Merke: Das Hormon Leptin führt zu Sättigung, doch leider nicht bei Adipösen. Die haben nämlich mehr als genug davon. Ihre Sättigungszentren im Gehirn sind resistent bzw. unempfindlich und reagieren nicht mehr auf das Hormon.

1.5 Andere Signale an das Gehirn

Signale aus dem Magen-Darm-Trakt und dem Fettgewebe spielen eine Rolle für das Hunger- und Sättigungsgefühl. Im Darm abgesonderte Hormone und nervliche Signale kommunizieren direkt mit dem Gehirn: bei Dehnung des Magens wird das Sättigungszentrum stimuliert, man fühlt sich satt. Sättigungssignale werden auch in tieferen Darmabschnitten ausgesendet, wenn Fett verdaut wird beispielsweise durch Cholecystokinin und andere sogenannte gastrointestinale Hormone.

Unser **Fett** ist ebenfalls ein komplexes Organ, das Hormone in die Blutbahn einspritzt (das nennt man endokrines Organ). Genau über diese Hormone kann das Körperfett mit unserem Gehirn kommunizieren, so wie wir es bereits beim Leptin mit dem Hypothalamus kennengelernt haben.

Es ist doch vermeintlich so einfach: „Du hörst einfach auf zu Essen, sobald der Hunger nachlässt". Oder: „Zähle einfach die Kalorien und nimm weniger zu dir, als du verbrauchst." Sicher haben auch Sie schon zahlreiche dieser gut gemeinten Ratschläge gehört. Doch leider funktioniert es aus vielen Gründen nicht, von denen ich Ihnen nur einige genannt habe. Viele Adipöse sind daher ihrem Hungergefühl regelrecht ausgeliefert.

Vielleicht kennen auch Sie die folgende Situation: Sie sitzen gemeinsam mit Ihrer Familie am Esstisch. Das Essen ist beendet, die Teller werden abgeräumt. Sie haben ausreichend gegessen, doch wenn Sie ganz ehrlich sind, könnten Sie schon wieder etwas essen. Sie haben immer noch Hunger! Die anderen können das nicht verstehen, und Sie manchmal selbst auch nicht. Ihre Hormone und Ihre Leptinresistenz jedoch sorgen dafür.

Abnehmen hat also nichts damit zu tun, einfach nur weniger zu essen. Für ein erfolgreiches Abnehmen müssen zahlreiche Faktoren optimal zusammenspielen.

Jetzt haben Sie schon eine Menge über die Ursachen erfahren, warum Diäten nicht funktionieren und wie Ihnen Ihre Hormone bei allen Abnahmeversuchen ein Schnippchen schlagen. Lassen Sie mich nun noch etwas genauer auf das Thema Ernährung und Adipositas an sich eingehen.

> Merke: Um das Überleben zu sichern kommunizieren Magendarm-Trakt und Fettgewebe mit dem Gehirn auf unterschiedlichen Ebenen – zum Nachteil der Adipösen.

1.6 Ernährung: Profit, Genuss, Laster

Ernährung ist ein wichtiges Thema für uns alle. Schließlich können wir schlecht von Luft und Liebe leben. Wir benötigen Nahrung, um Energie für unser tägliches Leben zu haben. Unser Körper und unser Gehirn brauchen Energie, sonst geht gar nichts mehr. Um uns Energie, also Kalorien, zuzuführen, müssen wir etwas essen oder trinken. So weit, so gut. Doch warum ist es so schwierig geworden, sich gut und gesund zu ernähren?

In Wohlstandsgesellschaften wie der unseren geht die Ernährung über die Notwendigkeit der Energiezufuhr weit hinaus. Nie zuvor gab es so viele Restaurants für jede Geschmacksrichtung, Gourmet-Tempel und Kochsendungen im TV. Gleichzeitig wird der Markt für ungesunden Junk Food und Fertiggerichten ebenfalls immer größer.

1.7 Ernährung in den Medien

Es gibt zahlreiche Fernsehsendungen, die sich mit den Themen Gesundheit und Ernährung beschäftigen. Die Expertinnen und Experten, die in den Sendungen zu Wort kommen, sind meist Personen, die sich gut in Szene setzen können, und viele haben auch umfassendes Wissen rund um ihr Thema. Es lohnt sich also durchaus, diese Sendungen mit dem Wissen, das Sie jetzt schon haben, anzusehen.

Doch diese Sendungen sind noch längst nicht alles. Sehen Sie sich nur einmal an, wie viele Kochbücher und Zeitschriften es gibt, die sich mit gesunder Ernährung auseinandersetzen. Jede Woche gibt es die neueste Ernährungsform, die beste Diät und das wirksamste Pülverchen. Nahrungsergänzungsmittel sind hoch im Kurs, seien es Vitaminkonzentrate oder Naturprodukte wie Kurkuma. Doch trotz all dieser Informationen, einer unglaublich großen Anzahl an verfügbaren, angeblich gesunden Lebensmitteln und Hilfsmitteln ist es so, dass die meisten Menschen sich offensichtlich eben nicht gesund ernähren. Die Sendungen, Bücher und Zeitschriften werden zwar gerne gelesen, doch die Ergebnisse sind nicht überzeugend. Wissen bedeutet nicht, auch entsprechend zu handeln.

1.8 Ernährung als profitorientierte Industrie

Der Ernährungsmarkt ist mittlerweile ein milliardenträchtiger Markt geworden und er folgt nicht nur den Kriterien, was für uns Menschen gesund ist. Hinter diesem Markt stecken Industrien, Hersteller und Händler, die alle ihr Geld verdienen möchten, aber auch Konsumenten, die möglichst wenig ausgeben wollen. „Gesundheit“ ist wohl für Produzenten als auch für Konsumenten bei der Ernährung eben nur eines der Ziele und sicherlich nicht das wichtigste. Geschmack, Preis und Schnelligkeit der Zubereitung stehen ganz vorn.

Hierzu ein Beispiel: Es gab im Jahr 2020 eine Beschwerde der Zuchtbetriebe, dass das Schweinefleisch in den großen Discountern zu billig verkauft wird. Daraufhin startete Lidl eine große Presse-Kampagne mit dem Slogan: „Wir unterstützen die Landwirtschaft, indem wir den Preis für unser Schweinefleisch erhöhen – um einen Euro das Kilo“. Mit diesem „Bauernbonus“ versuchte Lidl, der betroffenen Bauernschaft etwas Gutes zu tun. Doch schon ein paar Wochen später stand in der Zeitung, dass die Preiserhöhung wieder zurückgenommen werde. Der Schweinefleischverkauf war eingebrochen und Lidl sah sich einem extremen Wettbewerbsnachteil ausgesetzt. Der Preis wurde also wieder angepasst. Daran erkennt man deutlich, dass viele Leute zwar sagen: „Wenn ein Lebensmittel fair gehandelt wird, oder aber ökologisch oder für meine Gesundheit gut ist, dann gebe ich gerne etwas mehr Geld dafür aus“, doch ihren Worten letztlich keine Taten folgen lassen. Auch in der Ernährungsberatung bemerken wir, dass immer mehr auch adipöse Menschen beteuern, großen Wert auf gesunde Ernährung zu legen.

Wir Deutschen geben relativ im Vergleich zu den Einwohnern anderer Länder wenig Geld für unsere Ernährung aus. Lebensmittel müssen primär billig sein und die Zubereitung einfach. Convenience-Produkte, die nur noch in die Mikrowelle gestellt werden und innerhalb von zwei Minuten fertig sind, sind praktisch, billig und schnell gemacht. Die Qualität ist eher nebensächlich.

Die aktuellen Empfehlungen sind von der deutschen Gesellschaft für Ernährung (DGE) veröffentlicht[2] und dennoch ist die Einschätzung gesunde Ernährung nicht immer konstant. Die Trends wechseln schnell. Manchmal ist Cholesterin der größte Feind der Menschheit, solange, bis es vom Zucker abgelöst wird. „Low Carb“, also kohlenhydratarme Ernährung ist dann der nächste heilige Gral. Das ist verwirrend und viele Menschen sagen dann: „Ist doch egal, was ich esse. Was drin ist, weiß ich sowieso nicht, Hauptsache ich bin satt.“ Zeit, um selbst zu kochen, nehmen sich immer weniger Menschen. Das Magazin *Stern*[3] hat hierzu Ergebnisse einer Umfrage veröffentlicht: Das Wichtigste für Menschen bei der Auswahl von Lebensmitteln ist demnach der Geschmack. Danach kommen die problemlose und schnelle Zubereitung, dann der Preis und erst danach die Gesundheit.

[2] www.dge.de/10regeln (abgerufen am 01.02.2023)

[3] Ernährungsreport 2019: Die Deutschen mögen's eigentlich gesund – belügen sich dabei aber selbst veröffentlicht im „Stern“, 2019. https://www.stern.de/genuss/essen/ernaehrungsreport-die-deutschen-moegen-s-eigentlich-gesund-8524840.html (abgerufen am 01.02.2023)

Statt also selbst Gemüse zu schneiden, greifen viele Menschen auf Fertigprodukte zurück, zumal diese zumindest auf den ersten Blick auch billiger sind als selbst zubereitetes Essen. Aber wie entsteht nun der ach so wichtige Geschmack in vielen Lebensmitteln?

Haben Sie schon einmal die Zutatenliste eines Fertigproduktes gelesen? Bis auf wenige Ausnahmen ist sie voll von Geschmacksverstärkern, und dazu gehören eben auch Zucker und Fett! Heutzutage wird zahlreichen Lebensmitteln Zucker zugesetzt, meist ohne, dass Sie es merken, denn Zucker ist ein billiger Geschmacksverstärker. Selbst wenn Sie sich eine Leberwurst oder Weißkrautsalat kaufen, ist Zucker zugesetzt. Hätten Sie das gedacht?

Eine Ernährungsberaterin, mit der wir in unserem Adipositaszentrum zusammenarbeiten, hat vor Kurzem ein Experiment mit einer Schulklasse durchgeführt. Sie ist mit ihr in einen Supermarkt gegangen und hat die Schulkinder auf eine Zucker-Rallye geschickt. Die Kinder sollten ein Produkt suchen, in dem kein Zucker enthalten ist. Die Schulkinder sprinteten also los und nach langer Suche in den Gängen kam eine Gruppe mit Teebeuteln zurück. Sie waren das einzige Lebensmittel ohne Zuckerzusatz, das sie finden konnten.

Selbst wenn einige wenige Nahrungsproduzenten die Gesundheit mehr in den Vordergrund stellen, zahlt sich das meist für sie nicht aus. Die Verbrauchenden haben scheinbar andere Vorlieben, die aber wieder Folge geänderter Produktionsweisen von Nahrungsmitteln sind, an die man sich gewöhnt hat. Also machen es die großen, nahrungsmittelherstellenden Unternehmen den Konsumierenden recht. Sie produzieren nach den Geschmäckern und Geldbeuteln ihrer Kundschaft. Kaffee-Kapseln, die fertigen Cappuccino mit Milchpulver und Zucker enthalten, sind schnell gemacht und der Kaffee schmeckt lecker. In einer Tasse Cappuccino landen so fünf Würfelstücke Zucker, ohne dass Sie es wirklich merken. Sie gewöhnen sich an den süßen Geschmack, jeden Tag ein bisschen mehr, so lange, bis Sie ihn gar nicht mehr wahrnehmen. Sie greifen fast automatisch lieber zum Schokoriegel als zum Apfel. Kilo um Kilo schleicht sich so langsam auf Ihre Hüften. Der Adipositas sind Tür und Tor geöffnet.

Merke: Die Nahrungsmittelindustrie will in erster Linie verkaufen und kennt das wichtigste Kriterium ihrer Kunden für eine Kaufentscheidung: Es muss schmecken! Dazu werden fast jedem Produkt Zucker und künstliche Geschmacksverstärker zugesetzt. Das ist billig und erfolgreich.

1.9 Handeln wider besseren Wissens

Die Ausbreitung der Adipositas begann in den 1970er-Jahren zunächst in den USA, anschließend schwappte sie in jeden Wohlstandswinkel unserer Erde. Man spricht heute sogar von einer globalen Epidemie. Weltweit leiden inzwischen mehr Menschen an Übergewicht als an Hunger. Die Ursachen dafür sind vielschichtig und finden sich auch in unserer modernen Gesellschaft. Lassen Sie uns einmal genauer hinsehen.

Wie eben erwähnt, hat sich insbesondere die Nahrungsmittelindustrie deutlich verändert. Nicht nur, dass die Landwirtschaft industrialisiert wurde und die Tierzucht jedwede Romantik verloren hat, es werden auch viele andere Lebensmittel industriell hergestellt. Mit naturbelassenen, gesunden Lebensmitteln hat vieles, das Sie heute im Supermarkt kaufen können, leider nichts mehr zu tun. Stattdessen beherrschen Geschmacksverstärker, Fett und Zucker die Regale.

Aus zahlreichen Untersuchungen ist das Verhältnis von Fett und Zucker bekannt, das zum einen den Gaumen geschmacklich am besten trifft und zum anderen das Sättigungszentrum im Gehirn (Hypothalamus) ausschaltet.

Auf Basis dieses Verhältnisses werden die Grundstoffe für unsere Nahrung kostengünstig eingekauft und anschließend künstlich in einem genau definierten Verhältnis zusammengesetzt. Auf diese Weise entstehen hochverarbeitete Lebensmittel wie Backwaren, Süßwaren und ständig verfügbare Fertigmahlzeiten. Bei den Grundstoffen handelt es sich um Getreidestärke, Zucker, Salz und Pflanzenfette sowie Farb- und Geschmacksstoffe. Hört sich nicht wirklich gesund und schmackhaft an, oder?

Der Nahrungsmittelindustrie ist es über die Jahre gelungen, diese Grundstoffe so raffiniert zusammenzusetzen, dass die entstandene Kombination schlicht süchtig macht. Vielleicht kennen Sie es nicht nur von Schokolade, sondern auch von Kartoffelchips: Haben Sie erst einmal einen gegessen, muss die ganze Packung daran glauben. Aufhören ist nur schwer oder gar nicht möglich. Ihr Gehirn wird überlistet: durch Fett, Salz und Zucker.

Aus dem Amerikanischen stammt der hierzu passende Begriff „Fake-Food". Er bezeichnet unechte Nahrung oder Lebensmittel-Imitate. Letztlich haben diese Produkte nichts mehr mit Nahrung oder Ernährung im ursprünglichen Sinne zu tun. Im Supermarkt haben es einige dieser Produkte direkt an die Kasse geschafft, also in den Wartebereich der Kunden. Dort werden sie als „Quengelware" Jugendlichen und Kindern nah vor Augen geführt. Durch geeignete Werbung erlangen diese Kunstprodukte zudem gesellschaftliche Akzeptanz und werden zu einem relativ günstigen Preis angeboten. Eine Schoko-Schnitte als Schulbrotersatz wird als „hip", außerdem durch die „Extraportion Milch" als gesund dargestellt. Anstatt einen Apfel oder eine

Banane zu essen, werden die Kinder schon früh auf süß getrimmt. Dazu werden farbenfrohe Zuckerwasser als Getränke angeboten, die in der Regel nur noch einen verschwindend geringen Fruchtsaftanteil enthalten.

Es lohnt sich also, genau hinzusehen, was Sie einkaufen und essen. Ein Blick auf die Inhaltsstoffe verrät Ihnen häufig schon, ob es sich um Industriefutter oder noch um ein Lebensmittel handelt. Achten Sie darauf, Ihr Körper wird es Ihnen danken.

Eine zweite, deutliche Veränderung der letzten Jahrzehnte ist die Abnahme der körperlichen Aktivität bei den meisten von uns. Dieser Trend begann zwar schon mit der fortschreitenden Industrialisierung im 18. Jahrhundert, doch damals gab es allerdings für die meisten Menschen eine finanziell bedingte Begrenzung der Nahrungszufuhr. Der dicke Bauch (mit Uhrkette) war zu der Zeit noch ein Zeichen von Reichtum. Mitte der 1970er-Jahre wurde allerdings ein Wendepunkt („energy flipping point“) erreicht. Von dort an nahmen unsere durchschnittlichen, täglichen körperlichen Aktivitäten stetig weiter ab, während die Energiezufuhr aber noch immer zunimmt.

Merke: Unter dem Deckmantel einer populären Diskussion über gesunde Ernährung sehen wir in Wohlstandsgesellschaften einen ungebrochenen Trend zu Fertigprodukten und Fastfood und gleichzeitig eine Abnahme der körperlichen Bewegung.

1.10 Gene spielen eine Rolle

Doch nicht nur die Lebensmittel und die allgemeinen Lebens- und Arbeitsbedingungen, sondern auch unser genetisches Material hat sich im Laufe der Zeit verändert. Diese Veränderung nennt sich allgemein „Evolution“.

Auf unserer Erde haben bislang diejenigen Lebewesen überlebt, die sich am besten an Umweltveränderungen anpassen konnten. Ein anschauliches Beispiel sind die Dinosaurier. Sie waren zwar die größten und stärksten Lebewesen, konnten aber nicht dauerhaft überleben, da sie irgendwann nicht mehr genügend Futter finden konnten. Das ist in diesem Zusammenhang eine plausible Erklärung, auch wenn die Wissenschaft eher von einem Meteoriteneinschlag auf der Erde als unmittelbare Ursache ausgeht. Aber auch diesen haben ja andere, anpassungsfähigere Tiere überlebt.

Das genetische Material, das der Evolution unterliegt, wird von einer Generation zur nächsten weitergegeben. Schon immer war es so, dass diejenigen Menschen, die sich am besten an die Umwelt anpassen konnten, ihre Gene weitergaben. „Schwache Gene“ starben so nach und nach aus. Diese Vorgänge passieren natürlich nicht von heute auf morgen, sondern die Evolution benötigt Zeit.

Am Beispiel der „starken Gene" hier eine Verdeutlichung des Zeitraumes.

Wissenschaftler schätzen, dass unser Universum vor etwa 13,8 Milliarden Jahren mit dem sogenannten Urknall entstanden ist. Erstes Leben auf der Erde mit Bakterien und Einzellern begann vor etwa 3,5 Milliarden Jahren. Den modernen Menschen, so wie wir ihn heute kennen, den Homo sapiens, gibt es erst seit etwa 250.000 Jahren. Diese langen Zeiträume sind für den normalen Verstand kaum zu fassen. Daher möchte ich sie gerne in Relation bringen. Lassen Sie uns den Zeitraum von der Steinzeit, die vor 2,6 Millionen Jahren begonnen hat, bis zum heutigen Tag bildlich in ein einziges Jahr zusammenfassen.

In diesem bildhaften Jahr treten am ersten Januar die ältesten Vertreter der Gattung Homo, sogenannte Urmenschen, auf diese Welt. Aus diesen Vorfahren entwickelt sich der moderne Mensch, der sogenannte Homo sapiens. Ihn gibt es in der richtigen Zeitrechnung seit etwa 250.000 Jahren, bezogen auf unser Jahr tritt er dem 24. November auf die Bildfläche. Christi Geburt, also das Jahr Null unserer Zeitrechnung, fällt in unserem Jahr auf den 31. Dezember. Sie sehen also, unsere Gene hatten zwar reichlich Zeit, um sich zu entwickeln, doch wir als Homo sapiens haben immer noch sehr viele der ursprünglichen Steinzeit-Gene in uns, denn die Evolution schreitet nur langsam voran. Also lohnt es sich auch für uns „moderne Menschen", einmal einen Blick auf die Menschen der Steinzeit zu werfen. Wie haben sich die Menschen in der Steinzeit ernährt?

Die Steinzeitmenschen waren Jäger und Sammler. Zuerst haben sie sich vermutlich von Nüssen und Beeren ernährt, später dann auch von erlegter Beute. Stelle Sie sich einmal vor, dass damals eine Gruppe von Jägern einen Hirsch erlegt hat. Was haben sie damit gemacht? Ohne Kühlschrank konnten sie ihre Beute nicht lange lagern, auch Möglichkeiten zur Konservierung gab es kaum. Der Hirsch musste also schnell verzehrt werden.

Diejenigen Menschen, die viel essen und die Kalorien, die sie nicht sofort verbrauchten, als Fett speichern konnten, waren im Vorteil. Warum? Nun, die Jäger hatte nicht jeden Tag Glück. Manchmal gab es sogar wochenlang keinen Hirsch, stattdessen nur Beeren und Nüsse. Sie mussten also zeitweise hungern, heute nennt man das Diät. Während dieser „Hungerzeit" waren genau die Menschen im Vorteil, die nur ganz langsam abgenommen haben und in der Lage waren, ihren Grundumsatz mächtig zu reduzieren: unsere Vorfahren. Wir erinnern uns: genau das war aber doch die Ursache der Erfolglosigkeit von Diäten! Die Veranlagung zum Übergewicht war seinerzeit ein Evolutionsvorteil, also ein Vorteil zu überleben und sich fortzupflanzen.

Zusammengefasst hatten in unserer symbolischen, einjährigen Menschheitsgeschichte unsere Gene also fast das gesamte Jahr Zeit, um sich dahin zu entwickeln, dass vor allem schnelles Zunehmen und langsames Abnehmen von großem Vorteil war.

Und was ist in unserem Entwicklungsjahr nun in den letzten 14 Stunden, also von 2200 v. Chr. bis heute etwa 2000 n. Chr. passiert?

In diesen letzten Stunden finden die Bronze- und Eisenzeit statt. Vor etwa 12.000 Jahren (in realer Zeit) begannen Menschen, Getreide anzubauen. In unserem Entwicklungsjahr sind das nur die letzten beiden Tage. Menschen wurden sesshaft und die Landwirtschaft weitete sich aus, sodass mehr Menschen auf dieser Welt ernährt werden konnten. Trotzdem lebten nicht alle im Wohlstand. Insbesondere in Zeiten des Mittelalters gab es reichlich Hungersnöte und unser genetisches Erbe, ein guter „Futterverwerter" zu sein, war lange Zeit immer noch ein Vorteil.

Erst die letzten zehn Minuten in unserem bildhaften Jahr, also ab den 1960er Jahren, haben die meisten Menschen mehr als genug zu essen, zumindest in den westlichen Industriegesellschaften. Der bewegungsarme Lebensstil nimmt immer weiter zu. Diese Überfluss-Gesellschaft ist auf unserem Zeitstrahl weniger als zehn Minuten alt. Verglichen mit dem ganzen Entwicklungsjahr ist diese Zeitspanne deutlich zu gering, um auf unser genetisches Material entscheidend Einfluss zu nehmen.

Das hat deutliche Folgen. Noch 1961 lag der durchschnittliche BMI (der Body-Mass-Index in kg/m^2, dazu später noch mehr) in Deutschland bei 21, heute liegt er bei etwa 26. Nach einer aktuellen Statistik des Robert Koch-Instituts sind in Deutschland bereits 67 % der Männer und 53 % der Frauen übergewichtig. Ein Viertel aller Männer und Frauen gilt sogar als adipös, sie haben also einen BMI von über 30.

Unter unseren neuen Umweltbedingungen mit reichlich Nahrungsangebot und wenig Bewegung müssen wir demnach mit unseren alten Genen zurechtkommen. Auch heute noch nehmen Menschen durch opulentes Essen schnell zu und bei einer Hungersnot, also einer Diät, nur langsam ab. Die ehemaligen Jagdgründe erstrecken sich heutzutage auf den Supermarkt. Wir fahren mit dem Auto direkt vor oder shoppen sogar sofort online. Lebensmittel und Wasser werden nach Hause gebracht und in der Stadt können Sie einen Elektroroller nehmen, anstatt zu Fuß zu gehen. Der Steinzeitmensch war gezwungen, sich zu bewegen und natürlich zu essen. Er passt eigentlich nicht in diese Welt.

Merke: Unser Erbgut hatte Jahrtausende Zeit, sich an die Umwelt anzupassen. Seit ca. 50 Jahren haben sich die Lebensbedingungen abrupt verändert – unsere Gene hatten keine Zeit, sich diesen Veränderungen anzupassen. Es sind noch die alten Gene, die uns in der Hungersnot schützen, die heute aber fatale Wirkungen haben: wir werden und bleiben dick!

1.11 Zum Teil auch erblich

„Adipöse Personen sind willensschwach und undiszipliniert! Sie essen einfach nur zu viel. Wenn sie sich zusammenreißen, dann nehmen sie auch ab!" Autsch. Vielleicht haben auch Sie solche Sprüche schon gehört. Doch obwohl diese Ansichten – trotz unseres Wissens um das genetische Erbe aus der Steinzeit – immer noch vorherrschen, sind sie absolut falsch.

Die Genetik greift nicht nur bei unseren Steinzeit-Genen, sondern Wissenschaftler haben bei Versuchen mit eineiigen Zwillingen zudem herausgefunden, dass Fettleibigkeit auch vererbbar ist. Der Anteil der Vererbbarkeit unter den Ursachen der Entstehung von Adipositas liegt tatsächlich bei 40–70 %, völlig unabhängig von den ungünstigen Veränderungen unserer Umwelt und vom eigenen Lebensstil.

Zwischenzeitlich wurden bereits mehrere Gene identifiziert, die eine schwere Adipositas auslösen können. Sie wirken vor allem auf Strukturen in unserem Gehirn ein und kontrollieren die Nahrungsaufnahme, den Hunger und das Sättigungsgefühl sowie unser Belohnungszentrum. Die vielfach geäußerte Meinung, Adipöse seien willensschwach und undiszipliniert, ist schlichtweg falsch. Adipöse sind biologisch anders.

Insofern ist es umso unverständlicher, dass vor allem in Deutschland sowohl Krankenkassen und Politik als auch große Teile der Gesellschaft – leider einschließlich vieler Ärzte – die Adipositas als persönliches Verhaltensproblem der Betroffenen und nicht als Krankheit wahrnehmen und die Fettleibigkeit schlicht mit einem „ungesunden Lebensstil" erklären. Anstatt sich darum zu bemühen, die Ursachen der Adipositas zu bekämpfen, werden in unserer Gesellschaft große Mittel aufgewandt, um stattdessen Folgeerkrankungen wie Typ-2-Diabetes mellitus, Herzkreislauferkrankungen und auch bestimmte Krebserkrankungen zu behandeln. Das ist aus meiner Sicht nicht der richtige Weg und hier gilt es, noch viel Aufklärungsarbeit zu leisten.

> Merke: Adipositas ist kein Zeichen von Willensschwäche und mangelnder Disziplin, sondern eine Krankheit.

2 Die Krankheit Adipositas – Wo fängt sie an?

Adipositas ist seit dem Jahr 2000 von der Weltgesundheitsbehörde als Krankheit anerkannt, im Jahr 2020 hat der Deutsche Bundestag[1] nachgezogen. Und es ist eine besonders perfide Krankheit. Warum? Nun, wenn Sie rauchen, wissen Sie, das muss nicht sein. Rauchen ist nicht lebensnotwendig. Rauchen können Sie auf null zurückfahren, ohne zu sterben. Das gleiche gilt, wenn Sie zu viel Alkohol trinken: Ihr Körper braucht Alkohol nicht, er dient nur zum Genuss, also können Sie damit aufhören. Natürlich ist mir bewusst, dass das Aufgeben dieser beiden Laster nicht ganz so einfach ist, wie gerade geschildert, aber darum geht es an dieser Stelle nicht. Stattdessen aber im Gegenzug darum: Sie können nicht einfach aufhören zu essen, sonst verhungern Sie. Essen müssen Sie also.

Es gibt viele verschiedene Arten des Umgangs mit dem Essen. Oft sind die Übergänge zwischen „normalem" und „krankhaftem" Essverhalten fließend. Es fängt an bei der Magersucht, der Anorexia. Hier essen Betroffene fast gar nichts mehr und bestehen teilweise nur aus Haut und Knochen. Diese Krankheit ist sehr gefährlich und schon zahlreiche, meist junge Menschen sind daran verstorben, das hat also nichts mehr mit dem Hinterherjagen hinter irgendeinem Schönheitsideal zu tun, obwohl es manchmal damit angefangen hat.

Dann gibt es die Normalgewichtigen. Diejenigen, die gerne essen, darauf achten, was sie essen oder sich schlicht nicht damit beschäftigen. Es ist einfach Teil ihres Lebens, alles passt soweit, sie machen sich keine Gedanken. Doch auch diesen Menschen passiert es, dass sie im Alter weniger Kalorien verbrauchen. Ab einem gewissen Alter gibt es nach allgemeiner Lebenserfahrung

[1] https://dip21.bundestag.de/dip21/btd/19/199/1919923.pdf (abgerufen am 01.02.2023)

R. Horstmann, *Raus aus der Adipositas*, https://doi.org/10.1007/978-3-662-65808-6_2

fast niemanden mehr, der nicht irgendwo eine Speckfalte hat, die ihm oder ihr nicht gefällt. Diese kleine Speckfalte ist vielleicht ästhetisch störend, aber deshalb ist noch niemand krank. Der Punkt, an dem die Speckfalten aber bedenklich, also krankhaft werden, der liegt bei einem BMI von 30.

Dabei kann der Übergang zwischen Speckfalte und Adipositas fließend sein. Vielleicht merken Sie ab und zu, dass zu den Speckfalten Gelenkschmerzen kommen. Sie können Ihre Schuhe nicht mehr so gut wie früher anziehen. Die Lieblingshose passt nicht mehr. Es ist ein schleichender Prozess. Anfangs ist das auch kein Problem, Sie kaufen einfach eine Kleidergröße mehr und gehen vielleicht nicht mehr so häufig spazieren. Dieser schleichende Verlauf ist tückisch. Wenn Sie Fieber bekommen, läuft am nächsten Tag Ihre Nase und Sie haben Kopfschmerzen. Dann wissen Sie: Ich bin krank. Aber wir können nicht alle, die irgendwo eine kleine Speckfalte haben, oder ein bisschen Bauchansatz, schon als krank bezeichnen. Das wäre auch völlig falsch.

Gerade weil es so ein fließender Übergang ist, fällt es auch schwer, selbst zu erkennen, dass man adipös ist. Das können Sie oft nur mit sich selbst ausmachen. Auch Ihr Umfeld hilft Ihnen da nicht. Das redet Ihnen vielleicht sogar eher zu und sagt: „Nein, nein, komm lass doch mal, sieht doch nicht so schlecht aus und du bist doch so glücklich." Vielleicht sind sogar andere Menschen in Ihrem Umfeld auch übergewichtig oder adipös. Die werden Sie ohnehin eher bestärken, dass alles völlig normal ist. Gerade in dieser Übergangsphase kann es sehr schwierig sein, Ihre beginnende Krankheit selbst zu erkennen. Das ist der erste, schwerste und vielleicht auch wichtigste Schritt: Erkennen, dass Sie wirklich etwas tun müssen und dass die Brigitte-Diät nicht mehr ausreicht oder sogar dazu geführt hat, dass Sie heute dort stehen, wo Sie stehen.

> Merke: Die Entwicklung der Krankheit ist ein schleichender Prozess und nicht alle Adipösen sind hinsichtlich ihres Stoffwechsels krank. Das macht die Anerkennung als Krankheit für einen persönlich so schwer – die ist aber der erste und wohl wichtigste Schritt.

2.1 Selbst schuld?

Adipositas ist und bleibt eine Krankheit, und zwar eine chronische Krankheit, die lebenslang zu behandeln ist. Da Adipöse nicht psychisch krank sind und sehr wohl wissen, dass sie sich, aus welchen Gründen auch immer, in der Vergangenheit falsch ernährt haben, ist es wichtig, dass sie dafür auch die Verantwortung übernehmen. Verantwortung wird zwar häufig mit Schuld gleichgesetzt, besitzt allerdings nicht den Charakter eines moralisch verwerflichen Fehlverhaltens. Das ist ein wichtiger Unterschied.

„Sind Sie selbst schuld daran, dass Sie so dick sind?" Wenn wir bei Seminaren für Adipöse diese Frage stellen, nicken die meisten Teilnehmer „schuldbewusst". Sie hören genau das überall in unserer Gesellschaft und sagen es sich auch selbst. „Ja, ich bin selbst schuld daran, dass ich so dick bin." Nun löst „Schuld", eben weil sie immer etwas Moralisches an sich hat, häufig Gefühle von Scham, Selbstzweifel und Versagen aus. Man hat es selbst nicht „auf die Reihe" bekommen. Die meisten Menschen und auch die Betroffenen (und leider auch viele Ärzte und Therapeuten) glauben, dass zu viel Körperfülle aufgrund von Disziplinlosigkeit entsteht. Das hat letztlich zu einem nicht mehr nur rein ästhetischen Problem geführt. Sie glauben, dass Adipositas auf einen unangemessenen Lebensstil zurückzuführen ist. Doch das stimmt nicht, wie Sie bereits erfahren haben.

Sehr wohl haben Adipöse die Verantwortung dafür, dass sie mehr Kalorien zu sich nehmen, als sie verbrauchen oder auch in der Vergangenheit eher „leere" Kalorien verzehrt haben, die nicht lange sättigen, also zum Beispiel das allseits beliebte „Junk-Food". Doch anstatt nach **Schuldigen** zu suchen, sollten Sie die **Verantwortung** für Ihr Tun und Ihre Ergebnisse übernehmen. Das hat den Vorteil, dass Sie in der Zukunft auch etwas daran verändern können. Es ist wichtig, dass Sie diese Verantwortung nicht an Ihre Eltern, an die Gesellschaft, an die Umstände oder an eine nicht erfolgreiche Diät abgeben. Nur wenn Sie die Verantwortung für all Ihre Ergebnisse übernehmen, gelingt es Ihnen, einen neuen, eigenen Weg einzuschlagen, ohne sich von Ratschlägen der Freunde und Verwandten beirren zu lassen. Solche Ratschläge sind zwar gut gemeint, allerdings meistens wenig zielführend.

Lassen Sie sich also ab jetzt nicht mehr die Verantwortung für Ihr Verhalten abnehmen, gehen Sie Ihren Weg und behalten Sie die Hände am Steuer. Die meisten Adipösen haben nicht nur eine ungünstige Diät-Erfahrung gemacht und waren eine Zeit lang nach der Diät schwerer als vorher. Sie kennen diesen „Jo-Jo-Effekt" so sehr, dass sie heute sagen: Wenn ich das Gewicht hätte, das ich vor meiner ersten Diät gehabt habe, dann wäre ich absolut zufrieden.

Leider versuchen viele Menschen, mit den gleichen Maßnahmen neue Ergebnisse zu erzielen. Immer wieder tun und versuchen sie etwas auf dieselbe Weise und hoffen, dass doch irgendwann einmal etwas anderes dabei herauskommen möge. Doch das ist unwahrscheinlich. Mit denselben Maßnahmen bekommen Sie auch immer dasselbe Ergebnis. Sie machen also Diäten und werden nach und nach immer schwerer. Dieses Vorgehen lässt sich mit dem einer Fliege vergleichen, die versucht, ans Sonnenlicht zu gelangen und immer wieder gegen eine Scheibe prallt. Manche Fliegen versuchen das so lange, bis sie tot auf das Fensterbrett fallen. Also, sein Sie nicht wie die Fliege! Ändern Sie Ihre Methoden, um neue Ergebnisse zu erreichen.

Um nun einen neuen Weg einzuschlagen und einen ganz anderen Ansatz zu versuchen, benötigen Sie natürlich Informationen. Sie sollen sich nicht mehr schuldig fühlen, denn so werden Sie sich nur grämen und möglicherweise in Depressionen und Selbsthass verfallen. Nehmen Sie aber die Verantwortung des Lebens an und behalten Sie die Hände am Steuer, so können Sie einen neuen Weg wählen, einen Weg um die Scheibe herum ans Sonnenlicht.

Merke: Vergessen Sie die Schuld, aber übernehmen Sie die Verantwortung für die Ergebnisse in Ihrem Leben. Das ist die Voraussetzung dafür, einen neuen Weg einzuschlagen, sich auf eine neue Methode einzulassen.

2.2 Kalorie gleich Kalorie?

Viele Menschen glauben, dass Kalorie gleich Kalorie ist. Doch weit gefehlt. Leider gibt es viele sogenannte leere Kalorien. Sie machen nicht satt, dafür aber süchtig und fett. Erinnere Sie sich an das Industriefutter, das meist aus solchen leeren Kalorien besteht.

Die allgemeine und weitverbreitete Meinung ist, dass Sie dafür sorgen sollten, dass Sie eine ausgeglichene Energiebilanz haben. Sie sollen also nicht mehr Kalorien zu sich nehmen als Sie verbrauchen. Das klingt auch erst einmal logisch. Doch dabei wird der Sättigungsaspekt komplett außer Acht gelassen. Es gibt zahlreiche Lebensmittel, nach deren Verzehr Sie sich zwar reichlich Kalorien zugeführt haben, die Sie aber trotzdem nicht satt machen. Schon kurze Zeit nach dem Verzehr haben Sie wieder Hunger. Und Hunger quält.

Vielleicht ist Ihnen bewusst, dass Kalorien aus Eiweiß (Protein) recht gut sättigen, während Kalorien aus **hoch verarbeiteten Kohlenhydraten** und speziell aus raffiniertem Zucker, also Weißzucker, schnell wieder Hunger auslösen. Raffiniert bedeutet hier nicht, dass der Zucker besonders schlau oder durchtrieben ist, sondern, dass der ursprünglichen Substanz, also quasi dem Roh-Zucker, mittels eines technischen Verfahrens (Raffination) sämtliche Zusatz- und Ballaststoffe entzogen werden. Aus Rohrzucker wird so chemisch fast reine Saccharose (99,8 Gewichtsprozent) hergestellt.

Leider sind diese Zucker in zahlreichen Lebensmitteln zu finden. Dazu zählen auch süße Frühstückszerealien, Muffins, aber auch das beliebte Marmeladenbrötchen. Solche Nahrungsmittel werden von Enzymen schnell in einzelne

Zuckermoleküle gespalten und schon in der Anfangsstrecke unseres Dünndarms ins Blut aufgenommen. Bei diesem Prozess wird direkt zu Beginn des Dünndarms ein Hormon gebildet und in das Blut abgegeben, das sogenannte „Dickmacherhormon" GIP (Glukoseabhängiges Insulinotropes Peptid).

GIP bewirkt eine sofortige Insulinausschüttung in der Bauchspeicheldrüse und trägt dazu bei, dass Zucker in Leber- und Muskelzellen transportiert wird. Der Nahrungsmittelindustrie ist mittlerweile bekannt, welches Verhältnis von Zucker und Fett für eine GIP-Erhöhung am wirksamsten ist und so eine deutliche Insulinausschüttung bewirkt.

Zusätzlich sorgt GIP dafür, dass Insulin von der Leber nur langsam abgebaut wird und dadurch länger im Blut verbleibt. Insulin ist dafür verantwortlich, dass Fett aus dem Blut in die Fettzellen befördert wird. Insulin spielt also bei der Entstehung der Fettsucht eine zentrale Rolle. Häufig leiden Typ-2-Diabetiker, die insulinpflichtig werden, darunter, dass das durch die Spritzen hinzugefügte Insulin die Fettdepots vergrößert und die betroffenen Personen oftmals deutlich an Gewicht zulegen.

Das „Dickmacherhormon" GIP sorgt auch für eine Verbesserung der Durchblutung des Fettgewebes. Eine gute Durchblutung führt an dieser Stelle zu einer effektiven Fettspeicherung und ist zudem verantwortlich dafür, dass die Leber zusätzlich zum Fettspeicher wird. Viele Adipöse haben eine ausgeprägte Fettleber mit entsprechender Lebervergrößerung. Darüber hinaus sorgt GIP auch noch dafür, dass die Fettverbrennung nachlässt und Adipöse resistent gegen das „Sättigungshormon" Leptin werden.

Wenn nun Fett und Kohlenhydrate schnell aus dem Blut in das Gewebe befördert werden, registrieren spezialisierte Sensoren, dass sich wenig Fett und Kohlenhydrate im Blut befinden. Sie melden dem Gehirn: Energiemangel. Obwohl Sie gerade reichlich gegessen haben, bekommen Sie schnell wieder Hunger und wollen weiter essen.

Charakteristisch für das Industriefutter ist eine hohe Energiedichte auf der Basis von Kohlenhydraten und Fett, verbunden mit einer geringen Dichte an Mikronährstoffen[2] und wenig Protein. Dies führt nur zu einer gering sättigenden Wirkung. Man schätzt, dass der Mensch als Jäger und Sammler in frühen Zeiten auf eine Energiedichte von 107 kcal/100 g Nahrung getroffen ist. Ein Burger heute hat allerdings eine Energiedichte von 287 kcal/100 g. Das bedeutet also, wenn Sie etwa 100 g Burger essen (was nicht viel ist, denn ein Big Mac zum Beispiel hat etwas mehr als 200 g Gewicht), nehmen Sie etwa dreimal so viele Kalorien auf, wie Ihre Steinzeit-Vorfahren mit der gleichen Menge an Beeren oder Nüssen.

[2] Makronährstoffe sind die Energieträger Kohlenhydrate, Fett und Protein, zu den Mikronährstoffen zählen Vitamine und Mineralstoffe.

Doch das ist noch nicht alles: Das Industriefutter fördert außerdem die Vermehrung ungünstiger Darmbakterien. Diese haben aber einen störenden Einfluss auf Ihr Hunger- und Sättigungszentrum (Hypothalamus).

Das waren jetzt sicher viele Informationen und ich empfehle Ihnen, die Abschnitte noch einige Male durchzulesen, damit Sie zukünftig gut entscheiden können, welche Lebensmittel Sie zu sich nehmen. Doch wenn dieses ganze Industriefutter so schädlich ist, welche Art der Ernährung ist nun besser?

Kohlenhydrate in natürlichen Lebensmitteln werden nicht so schnell aufgespalten wie zum Beispiel raffinierter Zucker, sondern erst in tieferen Darmabschnitten. Sie werden also später resorbiert, das bedeutet, erst im hinteren Dünndarm über dessen Schleimhaut in die Blutbahn aufgenommen. Dabei wird ein anderes Darmhormon, das **GLP-1** heißt, mobilisiert, also gebildet und ins Blut abgegeben. Dieses Hormon sorgt dafür, dass Speisen länger im Magen bleiben und gleichzeitig weniger vom „Hungerhormon" **Ghrelin** gebildet wird. Ghrelin ist ein appetitanregender Stoff (Peptid), der in der Magenschleimhaut und der Bauchspeicheldrüse produziert wird.

Zeitgleich wird das „Sättigungshormon" **PYY** vermehrt ausgeschüttet. Das klingt jetzt vielleicht erst einmal kompliziert und wahrscheinlich verwirren Sie auch die Fachbegriffe, doch das Ergebnis ist eindeutig: Sie haben weniger Hunger und sind länger satt, wenn Sie Kohlenhydrate nicht in raffinierter Form, sondern im natürlichen Verbund von Lebensmitteln zu sich nehmen. Ihr Stoffwechsel wird dadurch insofern verändert, dass Appetit und Hunger deutlich reduziert sind. So ist zu erklären, dass eine identische Kalorienzufuhr bei natürlichen Lebensmitteln deutlich besser sättigt. Damit gelingt es Ihnen, weniger zu essen und Ihr Gewicht leichter zu halten.

Merke: Künstlich hergestellte Nahrung mit raffiniertem Zucker führt zu anderen Hormonreaktionen als Lebensmitteln mit natürlich vorkommenden und im natürlichen Verbund verbliebenen Kohlenhydraten. So entsteht nach der Mahlzeit entweder schnell wieder ein Hungergefühl oder eine länger andauernde Sättigung.

2.3 Fett wird verteufelt

Heute wird **Fett** allgemein als großer Feind angesehen. Ganz egal, ob es sich dabei um einen Nahrungs- oder Körperbestandteil handelt. Doch warum ist das so? Die Fähigkeit, Fettdepots aufzubauen, hat dem Menschen in seiner

Entwicklungsgeschichte bislang schon große Vorteile gebracht. Ihr Körper benötigt viel Energie, insbesondere das Gehirn, auch dann, wenn Sie sich gar nicht bewegen. Durch die Möglichkeit, überschüssige Energie in Fett zu speichern, war es uns Menschen schon als Jägern und Sammlern vor Urzeiten möglich, über längere Zeiträume ohne Nahrungsaufnahme auszukommen, ohne uns andauernd Energie zuführen zu müssen. Somit sicherten das Fett und auch die Fettleibigkeit lange Zeit unser Überleben. Die Möglichkeit, Fett zu speichern, ist im Prinzip eine Meisterleistung der Evolution.

Dieses Phänomen ist in der Tierwelt gut bei Grizzlybären zu beobachten. Im Sommer können sie sich problemlos bis zu 150 kg an Fettpolstern anfuttern, um diese während des Winterschlafs wieder „abzuschmelzen." Wenn man ihnen das ganze Jahr hindurch Lachs anbieten würde, wären sie binnen kürzester Zeit an Adipositas und ihren Folgen gestorben.

Während die (natürlich vorkommende) Glukose, auch Traubenzucker oder Dextrose genannt, von Ihrem Körper sofort verbraucht werden kann, wenn Sie sie zuführen, kann Glukose auch in der Leber zu Glykogen gewandelt werden. Dort und in Ihren Muskeln wird dieses Glykogen gespeichert, um als Reservoir für etwa einen Tag den Energiebedarf zu gewährleisten. Fett hingegen kann wochenlang als Energiespeicher dienen.

Die Entwicklung allen Lebens auf unserer Welt oder kurz die Evolution war immer eine natürliche Selektion, bei der diejenigen Lebewesen am besten wegkamen, die sich am schnellsten an veränderte Umweltbedingungen gewöhnen konnten. Das primäre Ziel jeder Spezies ist es, möglichst viele Nachkommen zu produzieren und damit ihr Überleben zu sichern. Insofern hatten auch diejenigen Menschen die „besten Karten", die am effizientesten Fett anlagern konnten. Kurze Hungerperioden machten ihnen nichts aus. Sie zehrten von ihren Fettdepots und gaben ihre erfolgreichen Gene an ihre Nachfahren und damit auch an uns weiter, während andere Menschen verhungerten. Adipositas ist also gewissermaßen biologisch begründet und genetisch festgelegt. Doch es lässt sich heutzutage, seitdem sich die Lebens- und Ernährungsbedingungen so drastisch geändert haben, nicht von der Hand weisen: Adipositas ist eine Krankheit geworden, die zahlreiche unangenehme Begleiterscheinungen und gefährliche Folgekrankheiten mit sich bringt. Was während bestimmter Phasen der Evolution hilfreich und notwendig für das Überleben der Gattung Mensch war, hat sich zu einer Bedrohung gewandelt. Unser Leben hat sich verändert und unsere Gene hinken derzeit hinterher.

Merke: Fett wird zu Unrecht verunglimpft, denn es hat über Jahrtausende das Überleben der Menschheit gesichert.

2.4 Kranke werden diskriminiert

Nach Artikel 3 unseres Grundgesetzes sind alle Menschen vor dem Gesetz gleich. Männer und Frauen sind gleichberechtigt. Niemand darf wegen seines Geschlechts, seiner Abstammung, seiner Rasse, seiner Sprache, seiner Heimat und Herkunft, seines Glaubens, seiner religiösen oder politischen Anschauungen benachteiligt oder bevorzugt werden.

Kranke Personen werden im Artikel 3 unseres Grundgesetzes seltsamerweise nicht erwähnt. Es gehört zwar zum gesellschaftlichen Anstand, eine halbseitig gelähmte Person nach einem Schlaganfall oder eine Person, die ihre Haare aufgrund einer Krebserkrankung verloren hat, nicht zu hänseln. Doch was ist mit den Adipösen? Auch ihnen sieht man auf den ersten Blick ihre Krankheit an. Unter der irrigen Vorstellung, dass sie „selbst schuld" sind, dürfen sie scheinbar uneingeschränkt diskriminiert werden. Jede adipöse Person kann ein Lied davon singen.

Während ihres Ganges durch die Fußgängerpassage wird getuschelt, ins Fitnessstudio oder Hallenbad trauen sie sich schon lange nicht mehr und wenn sie sich zum zweiten Mal am kalten Buffet in der Reihe anstellen, heißt es schnell: „Die oder der hat es ja wohl nötig". Die Diskriminierung erfolgt offen und feindselig, keinesfalls subtil. Aus diesem Grund haben viele Adipöse sich mittlerweile ein dickes Fell zugelegt. Zum hohen Gewicht kommt noch ein Schutzpanzer.

Merke: Adipöse sind trotz unseres Grundgesetzes nicht vor Diskriminierung geschützt.

2.5 Der BMI

Doch ab wann gilt eine Person überhaupt als adipös? Sicher kennen auch Sie den international gültigen **Body-Mass-Index**, kurz BMI. Der Körpermassenindex setzt das Körpergewicht ins Verhältnis zur Körpergröße (Abb. 2.1). So weit, so gut. Doch letztlich handelt es sich hier um eine sehr grobe und willkürliche Festlegung von Werten für Normal- und Übergewicht sowie Adipositas, die einige Schwächen hat.

Ihren BMI bestimmen Sie, indem Sie Ihr Gewicht in Kilogramm (kg) durch das Quadrat Ihrer Körpergröße in Metern (m) teilen (kg/m^2). Da die Berechnung kaum im Kopf durchzuführen ist, greifen Sie einfach auf einen BMI-Rechner zu, zum Beispiel auf der Website www.AdipositasCentrum.de.

So berechnen Sie selbst Ihren BMI:

$$\frac{\text{Körpergewicht in kg}}{\text{Körpergröße in Meter x Körpergröße in Meter}}$$

Beispiel:

Ein Mann wiegt 125 kg bei einer Körpergröße von 1,80 Metern.

125 : (1,80 x 1,80) = BMI 38,58

Abb. 2.1 Berechnung des BMI

Ein BMI zwischen 18 und 25 (kg/m^2) gilt heutzutage als **Normalgewicht**. Ein BMI darunter ist gleichzusetzen mit Untergewicht, ein BMI zwischen 25 und 30 bedeutet **Übergewicht**. Bei Werten zwischen 25 und 30 handelt es sich um ein allenfalls ästhetisches Problem ohne besonderen Krankheitswert. Eine krankhafte **Adipositas** beginnt nach dieser Definition ab 30. Adipositas Grad I liegt vor bei einem BMI zwischen 30 und 35, Grad II zwischen 35 und 40 und ein BMI von mehr als 40 bedeutet eine Adipositas Grad III.

Als Schwachpunkt der BMI-Einteilung gilt, dass der Wert die Körperzusammensetzung besonders bei Menschen mit großer Muskelmasse falsch einschätzt. Als die ehemaligen Profiboxer Wladimir und Vitali Klitschko ihr perfektes Kampfgewicht hatten, betrug ihr BMI etwa 30 kg/m^2. Sie waren natürlich überhaupt nicht übergewichtig, geschweige denn adipös, obwohl sie es laut Wert waren. Doch große Muskelmasse ergibt einen hohen BMI, da Muskeln deutlich schwerer sind als zum Beispiel Fett. Umgekehrt kann es sich bei alternden Menschen mit einer geringeren Muskelmasse verhalten. Bei ihnen ist es möglich, dass ein BMI unter 30 kg/m^2 bereits Adipositas bedeutet, denn sie haben unter Umständen nicht mehr viel Muskulatur.

Der BMI sagt auch nichts über die **Fettverteilung** (Abb. 2.1) bei Personen aus. Unterschieden wird allgemein zwischen dem Apfeltyp, bei dem sich das Fett überwiegend am Körperstamm und im Bauchraum befindet, und dem Birnentyp, bei dem sich das Fett vor allem an Hüften, Po und Oberschenkeln angelagert hat. Männer tendieren dabei eher zum Apfeltyp und Frauen zum Birnentyp (Abb. 2.2).

Vor allem das Bauchfett beim Apfeltyp gilt als besonders gefährlich und ist oft für krankhafte Folgeerkrankungen verantwortlich. So haben japanische Sumo-Ringer ein Körpergewicht von über 150 kg, sind allerdings überraschenderweise oft vonseiten ihres Stoffwechsels her gesund. Das liegt daran, dass sie unter extremem Training vor allem Fett an Hüften, Po und Oberschenkeln anlagern und nur einen geringen Bauchfettanteil besitzen. Auch wenn sie nicht so aussehen, unter ihrem beachtlichen Äußeren befindet sich reichlich Muskulatur. Erst wenn sie mit dem Training aufhören, ergibt sich

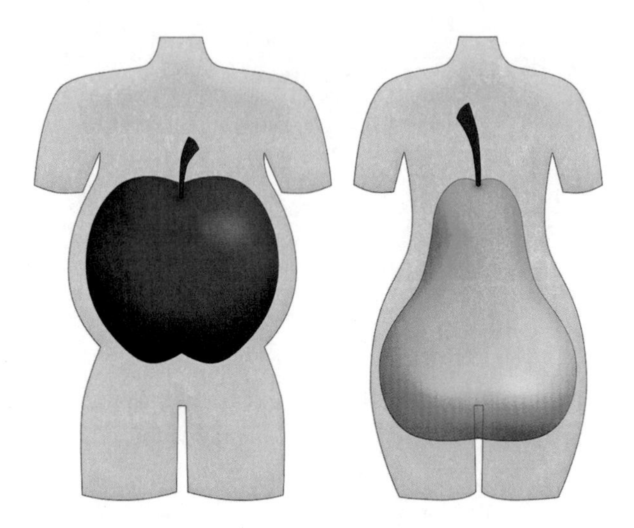

Abb. 2.2 Unterschiedliche Fettverteilung: Apfeltyp a, Birnentyp b

eine Verlagerung zur ungesunden Fettverteilung, also zum Apfeltyp mit Folgeerkrankungen wie Bluthochdruck, Zuckerkrankheit und Leberverfettung. Die durchschnittliche Lebenserwartung der Sumo-Ringer beträgt daher nur 60 bis 65 Jahre.

Um die Fettverteilung einer Person, also, ob sie ein Apfel- oder ein Birnentyp ist, und damit ihr Risiko für Stoffwechselerkrankungen besser als durch die alleinige BMI-Berechnung einschätzen zu können, wird allgemein ein Messen des **Taillenumfangs** empfohlen. Wenn Sie dies selbst durchführen wollen, stellen Sie sich aufrecht vor einen Spiegel und legen ein Maßband um Ihre Taille, nämlich zwischen der untersten Rippe und der Oberkante Ihres Hüftknochens. Da bei Adipösen diese Taille manchmal kaum mehr sichtbar ist, handelt es sich hier gleichzeitig um den **Bauchumfang**. Adipositas beginnt dann, wenn dieser Bauch- bzw. Taillenumfang bei Frauen 88 cm und bei Männern 102 cm überschreitet.

Bevor der Body-Mass-Index als Bewertungsmaß eingeführt wurde, galt der **Broca-Index** als Standard. Er ist heute veraltet, hat aber einen Vorteil: Er ist sehr einfach zu bestimmen. Sie ziehen einfach von Ihrer Körpergröße 100 ab, dann erhalten Sie Ihr Normalgewicht in Kilogramm (also beispielsweise 170 cm Körpergröße minus 100 – Normalgewicht gleich 70 kg). Das entspricht übrigens einem BMI von 25 kg/m^2. Es ist deutlich leichter, Ihr Normalgewicht nach dem Broca-Index zu errechnen, doch sollten Sie an einer weiterführenden Behandlung interessiert sein, dann ist es wichtig, dass Sie Ihren BMI ebenfalls kennen.

Doch auch hier, bitte Vorsicht! BMI und Broca-Index bewerten wohl das Gewicht im Verhältnis zur Körpergröße, sagen aber wenig über die metabolische Erkrankung Adipositas aus. Denken Sie noch einmal an die Klitschko-Brüder, die laut BMI ebenfalls als adipös eingeschätzt würden.

Ein weiterführendes System, das ich hier der Vollständigkeit halber noch erwähnen möchte, ist das in Kanada *entwickelte* ***Edmonton Obesity Staging System (EOSS)****. Es wurde entwickelt,* um eine ganzheitliche Betrachtung des psychischen und physischen Gesundheitszustandes von Adipösen zu gewährleisten. Adipositas-Zentren benutzen heute diese Einteilung, um ihre Patienten in verschiedenen Kategorien hinsichtlich der Ausprägung verschiedener Krankheitssymptome besser einschätzen zu können. Dabei spielt das Körpergewicht selbst zur Einschätzung der Krankheitsschwere eine untergeordnete Rolle. Für den täglichen Gebrauch ist es allerdings zu kompliziert, daher ist auch für uns als Adipositas-Zentrum der BMI der zur weiteren Beurteilung herangezogene Standardwert.

Der steigende BMI ist also zumindest ein Warnsignal. Ab einem BMI von 30 sollten Sie sich bewusst sein: Jetzt wird es ernst. Medizinisches Personal kann herausfinden, ob sich zu einem erhöhten BMI schon Folgeerkrankungen, wie zum Beispiel Gelenkverschleiß, dazugesellt haben. Und sobald noch Bluthochdruck oder die Zuckerkrankheit, Typ-2-Diabetes mellitus, dazu kommen, sollten Sie besonders aufpassen. Doch auch ohne diese Zusatzkrankheiten gilt: Adipositas ist für sich allein auch schon eine Krankheit und das auch ohne, dass Sie unter diesen Folgeschäden leiden.

Merke: Es gibt unterschiedliche Kennzahlen zur Abschätzung des Körperfettanteils – keine ist vollkommen geeignet. International ist der BMI (Body Mass Index) am bekanntesten und am weitesten verbreitet.

2.6 Die Folgeerkrankungen

Zahlreiche Erkrankungen kommen bei Adipösen häufiger vor als in der normalgewichtigen Bevölkerung. Sie werden an dieser Stelle nicht weiter vertieft, sondern nur aufgezählt.

Mehr als 3-fach erhöht ist das Risiko an Typ-2-Diabetes mellitus, der Zuckerkrankheit zu erkranken, ein Gallensteinleiden zu entwickeln, erhöhte Blutfettwerte und eine Fettleber zu bekommen.

Stark erhöht ist auch das Risiko für eine Erkrankung der Herzkranzgefäße, für einen Bluthochdruck, eine Kniegelenksarthrose, Gicht und Sodbrennen. Zudem besteht ein erhöhtes Risiko für das Wachstum bestimmter Krebsarten, das polyzystische Ovar-Syndrom (PCO), die Hüftgelenksarthrose, Rückenschmerzen, Unfruchtbarkeit und bei Schwangeren eine Schädigung der Frucht.

Es besteht zudem das Risiko, vorzeitig zu versterben und jedes Risiko steigt mit dem Ausmaß der Adipositas.

2.7 Schlafstörungen

Viele Adipöse leiden unter Schlafapnoe, also Atemaussetzern, vor allem nachts. Das kann besorgniserregend sein, auch für Partner, wenn sie auf einmal nicht mehr hören, dass die Person neben ihnen atmet. Manchmal können solche Aussetzer über eine lange Zeit anhalten. Das führt zu einer verminderten Sauerstoffaufnahme und vermehrter Müdigkeit am Folgetag. Sofern es schon so weit ist, dass Sie in dieser Situation sind, begeben Sie sich bitte unbedingt in lungenfachärztliche Behandlung. Schlafapnoe ist auch ein Risikofaktor für Schlaganfall und Herz-Kreislauferkrankungen.

Übergewicht führt zu einer veränderten Stoffwechsellage, die die Muskelfunktion der oberen Atemwege im Schlaf negativ beeinflusst. Dies ist bei Männern ausgeprägter als bei Frauen. Zudem kann ein erhöhtes Körpergewicht zur Einlagerung von unelastischem Fettgewebe im Rachenraum führen, und diese Fetteinlagerungen wiederum erschweren unter Umständen zusätzlich den Fluss der Atemluft.

Es gibt zwar verschiedene Ursachen für ein Schlafapnoe-Syndrom, jedoch treten Atmungsaussetzer in der Nacht erheblich häufiger bei Übergewichtigen auf: Mehr als die Hälfte der behandlungsbedürftigen ApnoikerInnen, also Menschen, die unter Schlafapnoe leiden, haben ein deutlich erhöhtes Körpergewicht. Eine gezielte Gewichtsabnahme in Absprache mit dem Arzt kann daher zu einer erheblichen Linderung des Problems beitragen.

Der Schweregrad der Schlafapnoe hängt dabei von dem Ausmaß der Fetteinlagerungen ab. Somit sind Menschen mit einem Doppelkinn und Männer mit einem Halsumfang von über 43 cm (Frauen mit einem Halsumfang von über 38 cm) besonders stark schnarch- und apnoegefährdet. Diverse klinische Studien haben eindeutig belegt, dass Schlafapnoe-Patienten, die ihr Gewicht deutlich reduzieren, häufig ihren Atemwiderstand verringern können und sogar ganz ohne die nächtliche Überdruckbeatmung auskommen.

Sollte es bei Ihnen schon so weit sein, dann hier mein dringender Appell an Sie: Bitte gefährden Sie Ihre Gesundheit nicht weiter und suchen Sie sich Unterstützung. Statt von einer Diät zur nächsten zu hüpfen, gibt es mittlerweile auch Alternativen, über die ich Ihnen gerne nachfolgend berichten möchte.

Merke: Nächtliche Atemaussetzer führen nicht nur zu einer verminderten Belastbarkeit am Tag, sondern sind ein Alarmzeichen, in Ihrem Leben grundsätzlich etwas zu verändern.

3 Veränderung ist nötig – aber wie?

Warum essen wir heute meist mehr, als wir brauchen? Natürlich ist das eine Verallgemeinerung, denn nicht alle essen zu viel, doch es werden immer mehr. Menschen haben die Welt und sich selbst verändert. Insbesondere durch die Sesshaftigkeit und die damit verbundene Einführung der Landwirtschaft vor rund 10.000 Jahren haben sich die Nahrungszusammensetzung und die Ernährungsgewohnheiten schon massiv verändert. Aber erst seit etwa 50 Jahren nehmen immer mehr Menschen im Durchschnitt mehr Kalorien zu sich als sie benötigen. In den USA werden mittlerweile etwa 50 % der Kalorien durch industriell verarbeitete Lebensmittel ohne Ballaststoffe zugeführt. Solches Industriefutter nennt man auch adipogen. Dieses Wort sagt schon eine Menge darüber aus, wozu diese Lebensmittel bei erhöhtem Verzehr führen können.

Die veränderte Nahrung hat dabei nicht nur einen vermehrten Bauch- oder Hüftumfang zur Folge, sondern bewirkt auch Veränderungen im menschlichen Gehirn. Diese führen dazu, dass es Betroffenen zunehmend schwerer fällt, mit dem Essen aufzuhören. Doch warum ist das so?

Diese spezielle Nahrung aktiviert Belohnungszentren im Gehirn – u. a. die Amygdala –, die im menschlichen Gehirn emotionale Emotionen sowie die Speicherung von Gedächtnisinhalten steuert. Dadurch wird das Wohlfühlhormon **Dopamin** freigesetzt: Sie essen und Ihr Gehirn sorgt dafür, dass Sie sich wohlfühlen. Und, ganz ehrlich, wer fühlt sich nicht gern gut? Durch diese Aktivierung werden Sie motiviert, weiterhin entsprechende Nahrung zu sich zu nehmen, die diese Belohnung auslöst. Der Fett- und Zuckergehalt im richtigen Mischungsverhältnis kann die Belohnungszentren erheblich anstacheln. Die Dopaminrezeptoren im Gehirn von Adipösen sind an diese

R. Horstmann, *Raus aus der Adipositas*, https://doi.org/10.1007/978-3-662-65808-6_3

Belohnungsmechanismen im Lauf der Zeit gewöhnt. Sie brauchen also immer mehr von diesen Lebensmitteln, um ein entsprechendes Wohlgefühl zu empfinden.

Bei einer Diät gibt es die Belohnung und das Wohlfühlen dann plötzlich nicht mehr. Ihr Belohnungszentrum bekommt statt eines leckeren Schokoriegels plötzlich nichts mehr oder nur eine Möhre. Davon ist es, bildlich gesprochen, nicht begeistert. Ihre Lust auf gewohntes Ungesundes wird von Tag zu Tag stärker. Ihr Gehirn unterstützt Sie also nicht wirklich dabei, einen gesünderen Lebensstil in Ihrem Leben zu etablieren. Dadurch ist es auch so schwer, gut gemeinte Vorsätze durchzuhalten. Eine Veränderung durchzuführen ist also nicht einfach. Selbst wenn Ihre Grundbedürfnisse befriedigt sind, kommen zahlreiche, weitere Faktoren dazu, die Ihren Wunsch, abzunehmen, boykottieren.

Auch Veranlagung und Erziehung führen dazu, dass wir häufig mehr essen, als wir sollten. „Iss deinen Teller leer, damit es gutes Wetter gibt!" – wer kennt nicht diesen Spruch der Eltern, die oft genug noch in Notzeiten groß geworden sind und für die das Wegwerfen von Lebensmitteln ein absolutes „No-Go" war und ist. Auch der Spruch: „Für Nachtisch gibt es einen anderen Magen" gehört dazu. Obwohl Sie schon satt sind, kann ein Nachtisch und dann noch ein kleines Stück Schokolade zum Kaffee doch nicht schaden, oder? Erst etwas Süßes rundet für viele Menschen ein richtiges Mahl ab.

Dazu passt ein interessantes Experiment mit einem manipulierten Suppenteller. Bei diesem Teller wurde unbemerkt über ein Schlauchsystem während des Essens immer wieder Suppe nachgefüllt. Der Teller wurde also nie leer. Das Ergebnis? Die Teilnehmenden des Experimentes aßen im Schnitt 73 % mehr Suppe, obwohl sie vielleicht schon längst satt waren. Schon bei fünfjährigen Kindern ist zu beobachten, dass sie nach der Maxime essen: Jetzt oder nie. *Iss so viel du kannst. Wer weiß, was morgen ist.* Bei großen Portionsgrößen essen sie bis zu dreimal mehr als nötig. Unfassbar, oder? Haribo-Tüten hatten früher 75 gr. als Inhalt, heute mindestens 250 gr. Cola, Fanta, Sprite werden heute in Flaschen zu 1,5 Liter verkauft.

Natürlich benötigen wir Menschen Kalorien, oder besser gesagt, Energie, um unsere Körperfunktionen aufrechtzuerhalten. Doch zu viel ist tatsächlich zu viel, und Kalorie ist nicht gleich Kalorie!

Merke: Es gab in der Geschichte schon immer adipöse Menschen, doch die Adipositas als Epidemie in Überflussgesellschaften begann in den 70iger-Jahren des letzten Jahrhunderts. Ein wesentlicher Faktor ist die künstliche Zusammenstellung von Nahrungsmitteln, die zu Wohlgefühl und in die Abhängigkeit führten.

3.1 Leidensdruck

Aus alten, liebgewonnen Gewohnheiten auszubrechen, das eigene Leben auf neue Füße zu stellen, etwas Einschneidendes zu wagen, das machen viele erst dann, wenn der Leidensdruck groß genug ist. Diesen Leidensdruck halten viele aber niedrig, indem sie sich ihre Situation lange Zeit schönreden. „Ich bin nicht dick, ich habe nur schwere Knochen." „Dick ist man erst, wenn man seine Füße nicht mehr sehen kann." „Es geht mir gut, ich war schon als Kind so." Diese und zahlreiche weitere Sätze kennen Sie vielleicht auch und haben Sie sich sogar schon selbst gesagt. Natürlich möchten wir niemandem etwas einreden. Doch bitte überlegen Sie sich einmal an dieser Stelle: Wenn es so weitergeht wie bisher, wo führt das dann hin? Möchten Sie so lange warten, bis Sie es gar nicht mehr aushalten? Oder möchten Sie lieber pragmatisch an das Thema herantreten?

Sicher haben auch Sie schon eine Diät-Historie hinter sich. Sie haben es zigmal mit allen möglichen Diäten versucht. Low carb, low fat, dinner cancelling, Pulver und Punkte zählen. Doch, und jetzt sein Sie bitte schonungslos ehrlich zu sich, *was haben diese Diäten langfristig gebracht?* Wahrscheinlich haben Sie kurzfristig abgenommen, fühlten sich gut, doch unterm Strich haben Sie jedes Mal ein paar Kilo zugenommen. Wenn Sie das jetzt noch fünfmal machen, dann kommen noch mal zig Kilo dazu.

Das klingt jetzt vielleicht hart, aber kennen Sie ein Zitat, das Albert Einstein zugesprochen wird? Er spricht von der *Definition von Wahnsinn: Das Gleiche immer und immer wieder tun und ein anderes Ergebnis erwarten.*

Mit den gleichen Methoden wie bisher werden Sie immer zum gleichen Ergebnis kommen. Doch Sie können das Leben nicht zurückdrehen. Es sind auch nie die Diäten allein schuld. Vielleicht wären Sie auch ohne Diät genauso schwer geworden, wie Sie es jetzt sind. Doch irgendwann ist der Zeitpunkt gekommen, um zu sagen: „So. Schluss. Aus. Ich habe es satt. Ich will nicht mehr. Es muss was Neues her. Das habe ich jetzt lange genug mitgemacht. Jetzt bin ich mutig."

Wann dieser Zeitpunkt gekommen ist, das können nur Sie entscheiden. Dazu brauchen Sie vor allem Mut. Sie brauchen Mut, um aus der Komfortzone Ihres gewohnten Leben und dem bisherigen Sicherheitsdenken auszubrechen. Wenn Sie soweit sind, dass Sie etwas Neues versuchen möchten, Menschen um sich scharen möchten, die Sie bei Ihrer Transformation, Ihrem Prozess der Veränderung unterstützen, dann suchen Sie sich genau diese Menschen. Suchen Sie sich Ernährungsmediziner oder auch ein Adipositaszentrum Ihres Vertrauens. Prüfen Sie dieses Vertrauen und die Angebote genau. Und dann gibt es nur noch eines: Nach vorne schauen und raus aus der Adipositas. *Es ist der Beginn Ihres neuen Lebens!*

Merke: Menschen werden nur etwas verändern, wenn ihr Leidensdruck groß genug ist. Mit Schönreden halten Sie Ihren Leidensdruck klein, mit Ehrlichkeit werden Sie bereit sein, etwas Neues zu wagen.

3.2 Veränderung – eine zweite Chance

Ihr Ziel sollte immer sein, gesund zu werden oder zu bleiben. Eine tolle Figur ist zwar ein schöner Nebeneffekt, sollte aber bei Ihren Bemühungen nicht im Vordergrund stehen. Bewegung ist wichtig, um gesund zu bleiben. Ihre Ernährung ist wichtig, um Gewicht zu reduzieren und zu halten. Sie sind selbst verantwortlich für Ihr Leben und somit auch für jede Veränderung. Sie treffen die Entscheidung. Ganz allein.

Haben Sie in Ihrem Leben schon einmal bewusst etwas verändert? Und, war es leicht? Je nachdem, worum es ging, haben Sie sicher schon unterschiedlichste Erfahrungen gemacht. Manche Veränderungen sind einfach umzusetzen. Sie gewöhnen sich daran und schon nach kurzer Zeit erscheint es Ihnen so, als ob Sie nie etwas anderes gemacht hätten. Wenn Sie anfangen, jeden Tag einmal um den Block zu laufen, dann ist das eine machbare Veränderung. Schon nach kurzer Zeit genießen Sie den Spaziergang und freuen sich sogar darauf. Andere Dinge sind schon schwieriger, und manche überhaupt nicht machbar, da Ihr Gehirn und Ihr Körper Ihnen Steine in den Weg legen.

Überlegen Sie einmal: Wann ist für Sie spätestens der Zeitpunkt gekommen, an dem Sie in der Regel etwas verändern? Ganz allgemein gesprochen ist es dann, wenn ohne Veränderung der damit einhergehende Schmerz zu groß wird oder aber die Veränderung große Freude verspricht. Können Sie sich nicht mehr selbstständig Ihre Schuhe zubinden, ist der Schmerz ziemlich groß. Träumen Sie davon, endlich wieder mit Ihren Kindern auf dem Fußballplatz zu kicken, kann allein der Gedanke daran sehr große Freude auslösen. Die Erfahrung und die Vorahnung von Schmerz und Freude sind ganz wesentlich für die Entwicklung von uns Menschen.

Doch vor jeder Veränderung steht ein Hindernis. Eine Entscheidung. Dabei besteht unser Leben aus einer täglichen Abfolge von Entscheidungen, großen und kleinen. Welche Schuhe ziehen Sie heute an? Welches Frühstück nehmen Sie zu sich? Apfel oder Schokoriegel? Abends zur Entspannung Netflix oder lieber ein Spaziergang? Ihre Entscheidungen entscheiden über Ihr Schicksal.

Viele Menschen möchten weniger essen und sich mehr bewegen, um Gewicht abzunehmen. Sie wollen nicht mehr rauchen, weniger Alkohol trinken oder mit dem Glücksspiel aufhören. Andere wollen nicht mehr so schnell wütend sein und insgesamt im Leben gelassener werden. Wieder andere möchten selbstbewusster werden und sich nicht so klein fühlen.

Menschen möchten ein besseres Gefühl für sich selbst haben oder ein anderes Bild von sich entwickeln. Sie möchten nicht mehr so traurig oder deprimiert sein oder sich nicht mehr so unbedeutend vorkommen. Andere wollen sich in ihrer Beziehung besser fühlen und weniger Streit haben, zufriedener bei der Arbeit sein oder wünschen sich mehr Erfolg und weniger Stress. Die Gründe sind so individuell, wie wir Menschen es sind. Manche Menschen haben zwar das Gefühl, eigentlich alles zu haben, fühlen sich dennoch nicht gut. Auch die Vergangenheit hält viele von uns gefangen. Alte Muster aus der Kindheit können beispielsweise dazu führen, dass Sie bei Kummer immer zur Schokolade greifen, weil Ihnen eine nahestehende Person vielleicht immer, wenn Sie als Kind geweint haben, eine Tafel Schokolade geschenkt hat.

Sie sehen also, Ihre Verhaltensweisen können tief in der Vergangenheit verwurzelt oder auch schlicht und einfach hormonell gesteuert sein. Wenn Veränderung einfach wäre, dann könnten wir alle von einem Moment auf den anderen unser Leben umkrempeln. Doch wir leben unser Leben und treffen unsere Entscheidungen, um Schmerz zu vermeiden oder Freude zu erlangen. Und dazu hat jeder seine eigenen Strategien entworfen.

Insbesondere bei Adipositas werden häufig Witze gemacht, auch das kann eine Strategie sein, um nichts verändern zu müssen. Der Schmerz wird hinter Albereien versteckt und Freude kann man auch haben, wenn alles so bleibt, wie es ist. Erkennen Sie sich in folgenden Sprüchen wieder? Und, sind sie tatsächlich wahr oder nur ein Weg, um das Problem kleinzureden?

„Ich bin nicht dick, nur ein bisschen zu klein."

„Eine Studie hat herausgefunden, dass Frauen, die ein bisschen übergewichtig sind, länger leben als Männer, die das erwähnen."

„Das ist kein dicker Bauch, das ist ein Feinkostgewölbe."

„Dicker Bauch? Das ist meine erotische Lustfläche."

„Ein Mann ohne Bauch ist ein halber Krüppel."

Merke: Ganz allgemein geht jeder Veränderung im Leben eine Entscheidung voran. Diese orientiert sich daran, ob Sie sich davon mehr Freude versprechen oder ob Sie hoffen, Schmerz vermeiden zu können.

3.3 Schritte im Veränderungsprozess

Was können Sie nun tun, um Veränderungen anzustoßen? Diäten mit ihrem fast unausweichlichen „Jo-Jo-Effekt" sind ein klassisches Dilemma. Im Gegensatz zum Problem, bei dem es immer mindestens eine Lösung gibt, kennt das

Dilemma leider keine Lösung. Sie haben schon alles versucht, sind aber immer wieder gescheitert.

Daraufhin reden sich viele Adipöse ihren körperlichen Zustand schön. Obwohl für sich selbst und jeden Außenstehenden sichtbar, ignorieren sie ihre Krankheit häufig. Erschwerend kommt der fließende Übergang vom Lifestyle-Problem „Übergewicht" hin zur von der WHO seit 2000 anerkannten Krankheit Adipositas. Wo liegt die genaue Grenze? Ein Hinweis kann der BMI geben, doch auch hier gibt es Interpretationsspielräume. „Ich habe einfach viele Muskeln!" – Erinnern Sie sich an die Klitschko-Brüder.

Der erste Schritt ist also der schwerste, nämlich die Einsicht, dass sich etwas ändern muss. Die meisten Personen verbinden mehr Schmerz mit der Veränderung als mit dem Zustand, in dem sie sich befinden. Das ist auch nichts Verwerfliches, denn wir alle haben ein Bedürfnis nach Sicherheit. Neues und Unbekanntes machen uns unsicher. Wir benötigen also eine klare und fesselnde Vorstellung von dem, was uns erwartet, um den ersten Schritt zu wagen.

Manche Personen benötigen für den gesamten Veränderungsprozess ein Jahr oder länger. Doch der erste Schritt in Richtung Veränderung geschieht tatsächlich in nur einem Moment. Damit es dazu kommt, bedarf es einer maximalen Verstärkung des Schmerzes jetzt und in der Zukunft. Durch diese Vorstellung von Schmerz rutscht die Notwendigkeit der Veränderung in ein alternativloses „Muss", ansonsten bleibt sie im gemütlichen „Sollte". „Ich sollte eigentlich abnehmen." „Ich sollte gesünder essen." „Ich sollte mehr Sport treiben."

Dazu kommen gemischte Gefühle: Ich mache eine Diät und nehme trotzdem nicht ab. Oder nehme sogar wieder zu. Wofür also die ganze Anstrengung? Wenn Sie so denken, dann ist der Schmerz und die Vorstellung von ihrem zukünftigen Schmerz noch nicht groß genug.

Viele andere Menschen wissen, was sie wollen, und sie haben einen sie inspirierenden und plausiblen Grund für eine Veränderung. Trotzdem fallen sie immer wieder in alte Muster zurück. Motivation und Energie allein reichen dabei für eine tiefgreifende Veränderung nicht aus. Ihr wichtigster Schritt auf dem Weg in Ihr neues Leben ist der Bruch mit alten Mustern und die Entscheidung, einen neuen Ansatz für Ihr Problem zu finden und sich auf eine neue, bisher selbst nicht erprobte Methode einzulassen:

Der Schlüssel zur Behandlung der Adipositas ist eine dauerhafte, lebenslange Ernährungsumstellung und keine zeitlich begrenzte Diät. Doch das ist nur die halbe Miete. Denn vorher müssen Sie sich über Ihre Situation völlig klar sein und eine Entscheidung treffen.

Entscheiden Sie, was Sie wirklich wollen und finden Sie heraus, was Sie davon abhält, es zu bekommen. Diese positive Herangehensweise macht einen wesentlichen Unterschied. Die meisten Menschen wissen eher, was sie nicht wollen, und weniger, was sie konkret wollen. Je präziser Ihre Vorstellung von Ihrem gewünschten Leben ist, desto besser. Absolute Klarheit über das, was Sie wirklich wollen und wer Sie in Ihrem Leben sein wollen, hilft enorm.

Dann überlegen Sie sich genau, was Sie davon abhält, dieses Ziel zu erreichen. Ist es ein alter Glaubenssatz, ein persönlicher Standpunkt, eine negative Assoziation oder einfach Angst vor der Veränderung, durch die Sie „mehr Schmerz" befürchten?

Merke: Der erste und schwerste Schritt jeder Veränderung ist die Einsicht, etwas verändern zu müssen, gepaart mit dem Mut, für etwas Neues bereit zu sein.

In jedem Veränderungsprozess gibt es drei Gegenspieler, die versuchen, den Prozess zu verhindern. Es ist wichtig, sie zu kennen, sich darauf einzustellen und vorab Gegenmaßnahmen in die Wege zu leiten.

Der äußere Gegenspieler

Dabei handelt es sich um gesellschaftliche Trends, die dazu führen, dass wir uns immer weniger bewegen (Online-Shopping, Fernseher, Elektroroller, Mails und Online-Konferenzen) und andererseits durch entsprechende Werbung dazu animiert werden, viel (Big-XXL-Mac) und ungesund (...die zarteste Versuchung) zu essen. Das klingt jetzt vielleicht hart, doch letztlich gibt es viele Personen und Unternehmen, die ökonomisch stark davon profitieren, dass andere immer dicker werden.

Bei allen Menschen, die Gewicht abnehmen wollen, betritt zunächst dieser äußere Gegenspieler die Bühne. Es ist unsere sogenannte Überfluss- und Genussgesellschaft, in der Sie jederzeit und überall genügend Nahrung erwerben können und in der Sie sich nicht mehr sonderlich viel bewegen müssen. Darüber hinaus versucht man über verschiedenste Kanäle, uns Dinge zu verkaufen, die nicht unbedingt sinnvoll sind, uns aber zumindest kurzfristig Freude und Ablenkung bringen.

Letzten Frühling stand ich in einem Zeitschriftenladen und sah geschätzt 20 Frauenzeitschriften. Schon auf der Titelseite konnte ich auf jeder dieser Zeitschriften von einer neuen „Wunder-Diät" lesen. Sie haben unterschiedlichste Namen, versprechen aber alle das eine: in ganz kurzer Zeit die perfekte Gewichtsabnahme. Abgebildet werden dann Frauen vor und nach der Diät, womit man sich hohe Verkaufszahlen verspricht. Auf den Folgeseiten gibt es häufig die besten Kuchenrezepte und Tipps zu kaschierender Mode. Mittlerweile wissen Sie, dass Diäten dick machen. Insofern wird durch diese Zeitschriften ein bestehendes Adipositasproblem der Gesellschaft nur noch verschärft.

Mit dem Verkauf von Nahrungsmitteln wird natürlich auch viel Geld verdient. Wohl jeder weiß, zumindest theoretisch, dass Wasser das einzige Getränk ist, das das Universum dem Menschen zur Verfügung gestellt hat, um seinen Durst zu löschen. Trotzdem gibt es heutzutage viele Mixturen, die zum einen gut schmecken, zum anderen aber auch viele Kalorien in Ihren Körper transportieren, die, wie oben erklärt, dick, aber nicht satt machen.

Kürzlich fahre ich für eine längere Strecke mit der Eisenbahn nach Hause, da kommt eine Frau mit ihrem Sohn in das Abteil. Er öffnet seinen Rucksack und holt eine Zwei-Liter-Flasche Coca-Cola heraus. Dieses Getränk, genauso wie alle anderen Softdrinks, ist aus meiner Sicht ein Verbrechen an der Menschheit. Selbst in Cola light oder Cola Zero sind mehrere synthetische Süßstoffe enthalten, die zwar einzeln als unbedenklich eingestuft werden, von denen jedoch niemand genau weiß, wie sie in Kombination wirken.

Außerdem machen kalorienfreie Lebensmittel nicht richtig satt. Stattdessen verleiten sie den Körper dazu, sich die Energie woanders zu holen. Nach dem Verzehr der zuckerfreien Cola sind Sie nach kurzer Zeit extrem hungrig. Es wird auch gesagt, dass aus diesem Grunde Cola light-ähnliche Produkte in der Schweinemast eingesetzt werden. Der wichtigste Nachteil solcher Produkte ist allerdings, dass der Mensch weiterhin an den Geschmack „süß“ gewöhnt bleibt. Die Gier auf Süßes hält Sie weiter fest. Ihr Gehirn unterscheidet nicht. Sie hoffen durch den Konsum von Light-Produkten auf Veränderung, ohne etwas an Ihren Geschmackspräferenzen, an Ihrem „Beuteschema“ verändern zu müssen.

Im Supermarkt werden haufenweise Snacks verkauft, die gerne vor dem Fernseher gegessen werden, wie z. B. Kartoffelchips. Auch gezuckerte Cornflakes und andere kohlenhydratreiche Produkte für das Frühstück sind eher Genussmittel als wertvolle Lebensmittel. Aus einer Studie ist bekannt, dass Personen, die solche Produkte zum Frühstück verzehrt haben, im Lauf des Vormittags durchschnittlich 29 % mehr Kalorien aufnehmen als nach einem Frühstück mit niedrigem Kohlenhydratanteil (beispielsweise Haferbrei oder Rührei).

Für viele Menschen muss es heute schnell gehen, billig sein und gut schmecken. Dieses sind leider die Hauptgründe für die Etablierung der vielen Fast-Food-Ketten in der westlichen Welt. Sie sehen, äußere Gegenspieler gibt es zuhauf.

Merke: Für den äußeren Gegenspieler steigen die Profite desto höher, je mehr Nahrungs- und Fortbewegungsmittel Sie kaufen. Er setzt alles daran, Ihr Einkaufsverhalten zu beeinflussen. Adipositas ist ein Geschäftsmodell.

Der vertraute Gegenspieler

Zum Zweiten muss sich jeder Veränderungswillige auf den sogenannten vertrauten Gegenspieler einstellen. Dabei handelt es sich um Familienmitglieder, meistens den Ehepartner und enge Freunde, also die Clique oder Peergroup. Diese nahestehenden Menschen üben einen großen Einfluss auf Sie aus, ihre Meinung ist Ihnen wichtig. Die Mitglieder Ihrer Peergroup möchten nicht, dass Sie sich verändern und die Gruppe verlassen. Sie mögen Sie so, wie Sie sind.

Wenn ein Raucher aufhört zu rauchen, dann befürchten die Raucher in der engen Umgebung, die Person zu verlieren. Wenn die engen Bekannten alle zu dick sind und ein Mitglied der Gruppe erfolgreich abnimmt, dann kann dieser Erfolg sämtlichen Mitgliedern der Gruppe ein Dorn im Auge sein, denn ihre eigene vermeintliche Unzulänglichkeit wird ihnen stetig vor Augen geführt. Sie reagieren entsprechend: „Du siehst so schlecht aus, iss doch noch ein bisschen“ oder „Unterstützung hast du doch nicht nötig, das ist doch nur was für Schwächlinge, du schaffst das doch auch so.“ Sie meinen es nicht böse, doch wollen sie wirklich Ihr Bestes?

Insgesamt ist es wichtig, sich auf diese Situationen einzustellen und sich zunehmend Kontakte zu suchen und sich an Personen zu orientieren, die Sie auf Ihrem selbst gewählten Weg und bei Ihren angestrebten Zielen unterstützen. Von allen anderen sollten Sie sich zunächst in einer höflichen Art und Weise distanzieren. Haben Sie davor bitte keine Angst! Wirkliche Freunde und Freundinnen werden Sie unterstützen und sich mit Ihnen freuen, wenn Sie es schaffen, anstatt Sie zu bremsen.

Merke: Für den vertrauten Gegenspieler ist es eine Gefahr, wenn Sie sich verändern. Er hat Angst, Sie zu verlieren.

Der innere Gegenspieler

Zum Dritten gibt es noch den inneren Gegenspieler, möglicherweise ist dieses der stärkste Widersacher. Es handelt sich dabei um den inneren Kommentator oder auch den „inneren Schweinehund“, der Ihnen immer wieder Tipps gibt und vermeintlich genau weiß, wie das Leben funktioniert. Er hat Ihnen bis heute Sicherheit gespendet. Er hat dafür gesorgt, dass Sie da stehen, wo Sie jetzt stehen. Er kennt Sie und Ihre Lebenserfahrungen bestens. Deshalb weiß er jetzt ganz genau, was Sie für ein Gefühl von Freude brauchen. Er ist sofort zur Stelle, wenn eine Ernährungsumstellung Schmerzen bereiten könnte und spart nicht mit Ratschlägen, damit Sie schnell wieder in einen freudvollen Zustand kommen.

Er erinnert Sie an Ihre Denkweise und alle Glaubenssätze, die Sie im Laufe des Lebens entwickelt haben und ist maßgeblich dafür verantwortlich, dass alltägliche Gewohnheiten auch immer wieder eingehalten werden. Wenn Sie einmal frustriert sind, weiß Ihr innerer Kommentator genau, dass sich hinter der Kühlschranktür kurzfristige Erleichterung befindet. Er versichert Ihnen, dass eine Praline doch freudvoller durch die Kehle rutscht als eine Möhre und erinnert Sie nach einem anstrengenden Tag daran, welche wundervolle Entspannung durch das eine oder andere Glas Bier oder Wein erreicht werden kann. All das sind Erfahrungswerte, auf die Ihre innere Stimme zurückgreift. Sie möchte, dass Sie möglichst sicher und komfortabel durch Ihr Leben gehen. Veränderungen bedeuten Stress und Unsicherheit. Nichts für den inneren Schweinehund.

Zu allem Überfluss kommt noch hinzu, dass bestimmte Gewohnheiten wie Rauchen und der Verzehr ungesunder Nahrungsmittel zu einer Umstellung verschiedener Prozesse in unserem Stoffwechsel oder auch in unserem Gehirn geführt haben. Möchten Sie jetzt etwas ändern, dann reagiert Ihr Körper oder Stoffwechsel, mit „Entzugssymptomen". Ein solches kann bei Adipösen beispielsweise ein überhöhtes Hungergefühl sein. Raucher werden nervös, und beide können an nichts Anderes mehr denken, als ihre aktuellen Schmerzen zu lindern, sei es durch eine Zigarette oder einen Schokoriegel.

Merke: Der innere Gegenspieler spricht mit Ihnen – immer. Seine Ratschläge sind gespeist von alten Glaubenssätzen und Gewohnheiten. Er will keine Veränderung und liebt die Sicherheit der bekannten Komfortzone: „So haben wir es doch immer schon gemacht."

3.4 Grundbedürfnisse weiter befriedigen – aber anders

Viele Menschen möchten in ihrem Leben etwas verändern und alle stellen fest: so einfach ist das gar nicht. Schon seit vielen Jahren beschäftige ich mich nicht nur mit der Krankheit Adipositas, ihrer Behandlung und ihrer Anerkennung in der Gesellschaft, sondern auch damit, was Menschen in extremen Veränderungsprozessen bewegt und in welcher Art und Weise sie Unterstützung finden können.

Um Veränderungen erfolgreich zu meistern, müssen erst einmal unsere Grundbedürfnisse erfüllt sein. Viele unserer täglichen Entscheidungen treffen wir, um unsere Grundbedürfnisse zu befriedigen. Diese lassen sich mit vier Begriffen zusammenfassen: Sicherheit, Vielfalt, Auffälligkeit und Verbundenheit. Was hat das nun mit Adipositas zu tun?

Sicherheit

In unserer Gesellschaft sind wir relativ sicher. Wir führen keine Kriege und unser Leben wird selten bedroht. Selbst, wenn wir keinen Job mehr haben, werden wir vom sozialen Netz ganz gut aufgefangen. In anderen Ländern sieht das deutlich schlechter aus. Doch wir beschränken uns für den Moment auf Deutschland. Wir leben in einem sicheren Land. Covid-Pandemie und Krieg in Europa haben unser Bedürfnis nach Sicherheit wieder mehr in den Fokus gerückt.

Vielfalt

Das zweite Bedürfnis ist das Bedürfnis nach Vielfalt, nach Neuem und Aufregendem. Im Prinzip ist es das genaue Gegenteil zur Sicherheit. Die Sicherheit muss gegeben sein, damit wir uns Neuem und Aufregendem zuwenden können. Essen gehört zu beidem: Sie müssen genug zu essen haben, um sich sicher zu fühlen, aber dann wollen Sie sich mit dem Essen auch Gutes tun. Deswegen gibt es tolle Sterne-Restaurants, aber auch Mars und Snickers. Die Lebensmittelvielfalt in unserem Land ist hoch, damit können wir unser zweites Bedürfnis wunderbar decken. Sei es mit einem Apfel oder dem Schokoriegel. Abwechslung ist Trumpf.

Bedeutsamkeit

Es folgt das Grundbedürfnis, etwas Besonderes darzustellen: Wir sehnen uns nach Autonomie und Auffälligkeit, jede Person auf ihre Weise, manche mehr und manche weniger. Selbst Bescheidenheit kann dieses Bedürfnis befriedigen, denn auch die lässt manche Menschen sich bedeutsam fühlen.

Adipöse sind allein durch ihre Erscheinung, also ihre reine Körpermasse, meist schon sehr auffällig. Das hat man schon unserem früheren Bundeskanzler Helmut Kohl nachgesagt, der sein Leben lang erfolglos gegen sein Übergewicht kämpfte: „Du stehst auch gewichtig da!“ Das hört sich doch im ersten Moment positiv an, oder? Wer möchte nicht, dass die eigene Meinung als (ge)wichtig wahrgenommen wird? Viele Adipöse setzen ihrer unumgänglichen Sichtbarkeit noch die Krone auf, indem sie auf bunte, auffällige Bekleidung oder sogar bunte Haare setzen. Wenn schon auffällig, dann richtig! Sie können sich sowieso nicht verstecken und machen das Beste daraus.

Verbundenheit

Unser viertes Grundbedürfnis ist Liebe und Verbundenheit in der Gesellschaft. Diese Verbundenheit bekommt man vor allem dadurch, dass man Gleichgesinnte um sich hat. Man fühlt sich als adipöse Person von anderen vielleicht ein bisschen komisch angesehen, hört, wie hinter dem eigenen Rücken getuschelt wird und leidet drunter. Deswegen gesellt man sich auch eher zu Gleichgesinnten.

Für die Befriedigung ihrer vier Grundbedürfnisse spielt bei vielen Menschen Essen und Adipositas eine große Rolle. Wenn wir unsere Ernährung umstellen und einen Veränderungsprozess einleiten, müssen wir das beachten und unsere wichtigsten Bedürfnisse in qualitativ und quantitativ anderer Form befriedigen.

> Merke: Alle Menschen wollen ihre Bedürfnisse befriedigen und richten ihre Entscheidungen im Leben danach aus. Die Bedürfnisse sind bei allen dieselben, die Mittel sie zu befriedigen individuell höchst unterschiedlich. Das kann man an der Nahrungszufuhr gut beobachten.

3.5 Unterschiede bei Männern und Frauen

Dabei sind Frauen es tendenziell schneller leid. Sie schauen mehr in den Spiegel als Männer und können nicht mehr ertragen, was sie da sehen. Die Figur, oder das, was davon noch übrig ist, lässt sich nicht mehr kaschieren. Sie können keine Bekleidung mehr bei regulären Marken kaufen. Es gibt nichts Schönes mehr anzuziehen. Zwar gibt es noch Geschäfte für die „kräftige Frau“, oft mit verniedlichenden Namen wie „High and Mighty“, „Mollinchen“ oder „Groß in Mode“, aber irgendwann hört es auch da auf. Viele Frauen versuchen ihre Körperfülle zu übertünchen und zu verniedlichen, sind dann zum Beispiel die lustige Nudel, zu Hause oder auch im Job.

Frauen sind auch geselliger und häufiger mit anderen Frauen zusammen, die ihnen ähnlich sind. Wenn diese auch dick sind, fühlen sie sich zumindest etwas wohler. Sowohl adipöse Männer als auch Frauen tauschen sich darüber aus, in welchen Restaurants es möglichst viel zu essen gibt: „Da gibt es dieses neue Restaurant – All you can eat! Sollen wir dort einmal hingehen?" Geteiltes Leid ist halbes Leid.

Gerade junge Menschen jederlei Geschlechts, die mit 20 oder 22 schon 160 kg wiegen, haben normalerweise auch ein Thema mit Sexualität. „Einfach" so wie andere einen Freund oder eine Freundin zu finden, das ist für sie ein Riesenthema. Sie erfahren psychisches Leid, auch, wenn sie sagen, dass es ihnen gutgeht. In Wirklichkeit geht es ihnen nicht gut. Schönreden klappt auch nur bis zu einem gewissen Grad.

Männer sind oft noch viel besser im Übertünchen, werden aber auch eher so akzeptiert, wie sie sind. Es gibt viele Sprüche wie „Ein Mann ohne Bauch ist ein halber Krüppel". Mit 120 oder 130 Kilo, da können Männer mit Glück auch noch eine gutaussehende Frau haben, denn bei ihnen zählen andere Dinge. Wenn ein Mann intellektuell gut drauf ist, dann wird viel mehr über die Figur hinweggeschaut. Bekleidung ist den meisten Männern nicht so wichtig. Bauch? Egal, passt schon. Schließlich sind sie in guter Gesellschaft. Sehen Sie sich Rainer Calmund an, einen ehemaligen „gewichtigen" deutschen Fußballfunktionär, der mittlerweile als Experte, Moderator und Buchautor tätig ist. Er war lange Zeit sehr adipös und hat sich erst jetzt, mit 70 Jahren, einer Magen-Operation unterzogen. Trotzdem war er ein erfolgreicher Macher und sein riesiges Gewicht wurde als „natürliches" Attribut seiner Macht und Bedeutung angesehen.

Doch es gibt auch bei Männern die andere Seite. Kürzlich kam ein Mann von 33 Jahren zu uns. Er hatte Kinder und sagte uns, dass er es nicht mehr ertragen könne, dass er nicht ordentlich mit seinen Kindern herumtollen kann. Die Kinder schauten ihn schon komisch an, wenn sie auf den Spielplatz gingen und sagten: „Papa, was ist los? Hier können wir doch Fußball spielen!" Aber anstatt mit ihnen zu spielen, suchte er sich zuerst eine Bank zum Sitzen.

Merke: Frauen sind zur Veränderung motiviert, wenn sie mit ihrem Aussehen unzufrieden sind. Bei Männern ist es eher die Unfähigkeit, sich zu bewegen. Es sind viel mehr Frauen, die zu einer Veränderung bereit sind.

3.6 Unterstützung? Fehlanzeige

Sportliche Betätigung erleichtert den Prozess der Gewichtsabnahme, da sie die Wahrnehmung des eigenen Körpers verstärkt, das Selbstwertgefühl fördert, und aktive Menschen sich einfach besser fühlen. Sport aber wird für stark adipöse Personen oft unmöglich. Manche, die jünger sind und noch am Anfang ihrer Adipositas-Karriere stehen, können sich meist noch gut bewegen; aber ab einem bestimmten Zeitpunkt oder einer gewissen Kilozahl an Übergewicht ist Sport einfach kein Thema mehr. Nicht, weil der Wille fehlt, sondern weil es schlicht nicht mehr geht.

Dazu kommt meist eine ganze Reihe von Gelenkproblemen. Die Möglichkeit sich zu bewegen, wird irgendwann immer schlechter: Arthrose, Verschleiß am Kniegelenk, am Hüftgelenk, an der Wirbelsäule, Rückenschmerzen. Das ist ein Teufelskreis. Viele sagen dann leider: „Ich kann keinen Sport mehr machen, ich kann mich nicht mehr bewegen, ich habe so Rückenschmerzen, die Knie tun so weh." Diese Leidgeplagten gehen dann zum Orthopäden, der röntgt und sagt: „Sie haben Arthrose, Sie brauchen ein neues Kniegelenk", oder „Sie brauchen ein neues Hüftgelenk, aber das baue ich Ihnen nur ein, wenn Sie erst mal 30 Kilo abnehmen".

Sie gehen nach Hause und sind auch nicht schlauer, denn 30 kg abnehmen, das wollten Sie schon vorher immer, aber geklappt hat es nie. Anstatt anzuerkennen, dass Sie unter einer Krankheit leiden und Ihnen Hilfe anzubieten, bekommen Sie auch von Ärzten, die es besser wissen sollten, nur blöde Sprüche: „Sein Sie mal disziplinierter, essen Sie weniger und bewegen Sie sich mehr." Adipositas ist eine Krankheit, und Krankheiten müssen behandelt werden. Und zwar nicht mit blöden Sprüchen. Und wenn diese von Ärzten stammen, ist das besonders peinlich.

Der Orthopäde müsste stattdessen eine adipöse Person in ein Adipositaszentrum schicken, wo sie eine entsprechende Beratung und Therapie bekommt. Mittlerweile gibt es sicherlich den einen oder anderen Orthopäden, der schon gut mit solchen Zentren kooperiert, wir kennen einige davon. Andere Orthopäden bauen hingegen sogar Personen, die so schwer sind, eine Gelenkprothese ein. Doch diese Prothesen haben nur eine gewisse Haltbarkeitsdauer und wenn jeden Tag zusätzliche 50 oder 80 Kilo darauf einwirken, dann ist diese Haltbarkeit umso geringer. Und es heißt dann auch noch lange nicht, dass die Patienten dadurch Sport treiben. Sie haben vorher schon keinen Sport gemacht, als sie noch keine Gelenkbeschwerden hatten. Warum sollten sie jetzt damit anfangen, wenn sie eine Prothese haben? Für sie hat sich nichts verändert.

Merke: Viele Ärzte sind keine Hilfe im Veränderungsprozess. Die Krankheit Adipositas wird häufig ignoriert und unzureichend behandelt, die Betroffenen werden dadurch diskriminiert.

3.7 Möglichkeiten zur Gewichtsveränderung

Natürlich ist Abnehmen grundsätzlich nicht unmöglich, trotz all der Dinge, die ich bereits ins Feld geführt habe. Sie brauchen dafür enorme Willensstärke und ein passendes Umfeld, das Sie unterstützt. Doch leider hat es sich gezeigt, dass das Ausmaß der überschüssigen Pfunde eine große Rolle spielt. Je höher das Übergewicht schon ist, desto größer ist die Wahrscheinlichkeit zu scheitern.

Und leider haben Sie weiterhin zahlreiche Gegenspieler – die Gesellschaft macht es Ihnen nicht leicht, die Supermärkte bieten weiter ungesundes Essen an, die Werbung arbeitet gegen Sie und Ihre Freunde bringen Ihnen ein Stück Torte mit. Sie unterliegen all diesen äußeren Herausforderungen und wenn Sie sich auf den Weg begeben, abzunehmen, dann kann das ein langer und harter Weg werden. Wie ich in diesem Buch schon beschrieben habe, kommt eine zeitlich begrenzte Diät nicht infrage. Nur der Weg der tiefgreifenden und langfristigen Umstellung Ihrer Ernährung verspricht Erfolg. Dieser Weg ist lang – lebenslang. Deshalb ist es letztlich besser und effektiver, wenn Sie diesen Weg mit jemandem gemeinsam gehen. Sie brauchen Begleiter, die Sie ernst nehmen, verstehen und unterstützen.

Merke: Ihr Hauptfokus soll nicht auf das Display der Waage gerichtet sein, sondern auf die dauerhafte Umstellung Ihrer Nahrungs- und Lebensgewohnheiten. Dann nehmen Sie ganz automatisch ab.

3.8 Weight Watchers®

Partner auf Ihrem Weg können nicht nur Adipositaszentren sein, sondern es gibt zahlreiche Anbieter auf dem Markt, die Sie bei der Umstellung Ihrer Nahrungsgewohnheiten unterstützen, so dass Sie in der Folge Gewicht abnehmen können. Auch Ärzte und Ärztinnen haben sich in Büchern, Zeitschriften und Fernsehprogrammen damit einen Namen gemacht. Eine der bekanntesten und etabliertesten Firmen ist sicher Weight Watchers®, die hier beispielhaft erwähnt sei. Sie arbeitet mittlerweile mit einer App, um es Ihnen so einfach wie möglich zu machen. Das System dahinter ist wie folgt: Weight Watchers® bewertet alle Nahrungsmittel mit Punkten. Diese Punkte richten sich nicht nur nach den Kalorien, sondern danach, was gesund ist. Für ein Mars, ein Snickers, einen Donut oder weiteres Industriefutter gibt es unglaublich viele Punkte. Salat oder hochwertiges Eiweiß zum Beispiel haben keine oder nur sehr wenige Punkte.

Weight Watchers® hat erkannt, dass es beim Abnehmen vor allem eines benötigt: Kontinuität. Darauf ist das Programm ausgelegt. Dazu kommen Mitstreiter, auf Wunsch auch offline: denn es gibt regelmäßig Treffen in fast allen Städten und Orten der Welt. Doch auch bei diesem Programm heißt es: dranbleiben. Wir hatten in unserem Adipositaszentrum schon viele Patientinnen und Patienten, die mit Weight Watchers® gut abgenommen haben und ihr Gewicht sogar eine Zeit lang halten konnten. Doch dann kommt der böse Stress, irgendetwas passierte und warf sie aus der Bahn. Die Mutter oder das Kind wurden krank oder ein Jobwechsel stand an, was im alltäglichen Leben eben so alles passieren kann Häufig schaffen diese Menschen es dann nicht, in solchen Stresssituationen weiter dranzubleiben und sich auf die Umstellungen ihrer Ernährung zu konzentrieren. Die Folge: sie fallen wieder in alte Gewohnheiten zurück und wiegen häufig danach mehr als vorher. Die Willenskraft ist also bei regulären Abnehmprogrammen ein bedeutungsvoller Faktor, doch bei Weitem nicht der einzige. Bei vielen solcher Programme steht doch das Kalorienzählen im Vordergrund, so dass ein Scheitern vorprogrammiert ist. Der Schlüssel liegt in einer Veränderung von Verhalten und Gewohnheiten mit Unterstützung durch sachkundige Ernährungsberatung.

Merke: Sie können sich bei der Umstellung Ihrer Gewohnheiten durch zahlreiche in den Medien angebotene Programme unterstützen lassen. Weniger Ihre Willenskraft, aber die Ausdauer ist der limitierende Faktor.

3.9 Willenskraft vs. Hormone

„Abnehmen beginnt im Kopf" – das ist zwar richtig, aber es ist auch zu einfach gesagt. Die Kommunikation zwischen dem Gehirn einerseits und dem Magen-Darm-Trakt sowie dem Fettgewebe andererseits ist in seiner Wirkung nicht zu unterschätzen. Denn beide, Magen-Darm-Trakt und Fettgewebe, kann man als „endokrine Organe" sehen, die Hormone ausschütten. Und wenn Menschen, die abnehmen möchten oder es begleiten möchten, nur am Gehirn, also am Willen und der Motivation ansetzen, unterschätzen sie diese Hormone, die ständig aufs Gehirn einwirken. Durch dieses hormonelle Zusammenspiel, das auf den Hypothalamus wirkt, können Sie mächtigen Hunger bekommen – und der kann die beste Motivation zerstören.

Das bedeutet also: Ja, Sie brauchen Ihr Warum. Sie müssen genau wissen, warum Sie abnehmen möchten. Kommt diese Motivation nur von außen, weil beispielsweise Freunde oder ihr Partner Ihnen sagen, dass Sie abnehmen sollten, dann ist diese nicht von Dauer. Der Wunsch, Ihr Leben zu ändern, muss aus Ihrem tiefsten Inneren kommen. Suchen Sie sich gegebenenfalls Unterstützung auf Ihrem Weg. Diese bekommen Sie nicht in Adipositaszentren, sondern beispielsweise auch in **Selbsthilfegruppen**. Kontakte finden Sie unter:

www.adipositasverband.de
www.adipositas-hilfe-deutschland.de
www.adipositas-selbsthilfe.com
www.acsdev.de

Sie brauchen Willenskraft, die Sie stärken und schulen können. Aber alle diese Dinge beziehen sich nur auf Ihr Großhirn. Die Hormone aber wirken permanent und sind nach einiger Zeit stärker als jede Willenskraft. Deshalb ist es zu einfach gesagt, dass alles im Kopf anfängt. Und es gibt weitere Faktoren, die Ihren Abnehmerfolg beeinflussen, zum Beispiel **Stress**.

Es gibt zahlreiche Stress-Esser. Aber was heißt Stress überhaupt? Wann entsteht Stress? Manche Menschen fühlen sich gestresst, wenn von außen viel auf sie einwirkt. Der dringende Termin im Job und finanzielle oder familiäre Sorgen sind häufige Stressoren. Doch Stress entsteht auch durch die unterschiedliche Verarbeitung dieser Stressoren. Unterschiedliche Menschen gehen auch unterschiedlich mit dem um, was von außen auf sie einwirkt. In der heutigen Zeit hat sich Arbeit sehr stark verdichtet, die Anforderungen sind höher geworden. Viele Menschen leiden darunter und suchen nach Taktiken, wie sie besser damit umgehen können. Manche rauchen oder trinken, manche bewegen sich weniger, manche essen auch einfach mehr. Das sind Bewältigungstaktiken, die uns kurzfristig den Stress besser aushalten lassen.

Ich kenne das zum Beispiel, wenn ich abends eine lange Strecke mit dem Auto fahren muss und merke, dass ich langsam müde werde. Dann kaufe ich mir manchmal eine ganze Tüte Weingummi und führe mir damit permanent ein bisschen Zucker zu. Der geht direkt ins Gehirn und ich habe den Eindruck, ich bleibe besser und länger wach. Das ist eine Strategie, die bei mir nur zwei- oder dreimal im Jahr vorkommt und daher hat sie keine negativen

Auswirkungen. Machen Sie das aber jeden Tag, dann führt die Tüte Weingummi schnell zu einer Gewöhnung. Sie brauchen immer mehr davon.

Es gibt zahlreiche Menschen, die permanent essen – ob nun aus Stress oder aus Gewohnheit. Kürzlich war eine Verkäuferin aus dem Supermarkt in unserer Klinik. Sie erzählte, dass sie sich morgens eine Tüte Lakritz in die Tasche packte. Abends, wenn sie Feierabend hatte, war die Tüte leer. Sie hat es gar nicht richtig gemerkt, dass sie die ganze Zeit über Lakritz im Mund hatte. Es gibt Menschen, die ihren Stress durch permanentes Kauen im Griff haben. Diese Menschen haben dann auch nie richtigen Hunger. Der Fachbegriff hierfür ist tatsächlich „Grazing", auf deutsch „Grasen", so wie die Kühe auf der Weide, die den ganzen Tag grasen.

Es lohnt sich also, herauszufinden, wie Sie mit Stress umgehen. Wie definieren Sie Stress und welches Verhalten legen Sie im Umgang mit Stress an den Tag? Stress selbst macht nicht dick, Ihre Bewältigungsstrategien können es aber sehr wohl. „Gesunde" Unterstützung finden Menschen im autogenen Training, der Meditation oder auch beim Psychotherapeuten.

Merke: In jedem Veränderungsprozess benötigen Sie Willenskraft, um alte Gewohnheiten zu durchbrechen. Hormone arbeiten dagegen und Stress lässt Sie zurückfallen.

4

Die Operation als Möglichkeit

Sie haben also jetzt erfahren, dass Adipositas eine chronische Krankheit ist, die sich nicht von selbst bessert. Sie haben schon viele Wege versucht, Ihr Gewicht zu reduzieren – letztlich erfolglos. Ihnen ist bewusst, dass Sie, um erfolgreich abzunehmen, sehr viel Willensstärke, Unterstützung und den Mut zu einer klaren Entscheidung benötigen. Nun möchte ich Ihnen gerne einen weiteren Weg aufzeigen, um Adipositas zu behandeln, über den Sie vielleicht noch nicht allzu viel wissen und über den viele Halbwahrheiten gestreut werden. Vielleicht erfahren Sie auch zum ersten Mal davon. Nicht für alle, aber für die meisten Menschen mit einem BMI von über 35 kg/m^2 ist dieser Weg der einzig erfolgversprechende.

Das scheinbar unlösbare Dilemma „dauerhaft Abnehmen, ohne wieder zuzunehmen" kann nämlich durch eine operative Therapie in ein lösbares Problem umgewandelt werden. Dabei heißt die Lösung nicht einfach nur „Operation – und alles wird gut". Die Lösung heißt stattdessen: Behandeln Sie Ihre Adipositas erfolgreich durch eine Operation, die in ein umfangreiches, konservatives Programm mit dem Ziel der dauerhaften Ernährungsumstellung eingebettet ist.

Merke: Die Operation zur Behandlung der Adipositas galt früher als eine Ultima ratio und wird heute vielerorts noch verteufelt. Dabei stellt sie für viele verzweifelte Menschen die einzige Behandlungsmöglichkeit dar.

Mehr über diese Möglichkeit und die Einzelheiten unseres multimodalen Konzeptes zur erfolgreichen Adipositas-Therapie erfahren Sie in den folgenden Kapiteln.

R. Horstmann, *Raus aus der Adipositas*, https://doi.org/10.1007/978-3-662-65808-6_4

4.1 Der vermeintlich leichte Weg

Einmal kam eine etwa dreißigjährige Frau zu mir, die zwei Kinder hatte und mit Tränen in den Augen erzählte, dass sie mit ihren Kindern kaum spielen, schon gar nicht mit ihnen herumtollen könne. Wenn sie nach einem Spielplatz Ausschau hielt, dann war ihr wichtigstes Kriterium, dass es auch dort eine Bank gibt, auf der sie sich ausruhen konnte. Schon seit Längerem hatte sie alle Spiegel in ihrer Wohnung abgehängt. Nackt mochte sie sich gar nicht mehr sehen. Sie hatte bereits unterschiedlichste Diäten durchgeführt und bemerkt, dass sie bald nach der Diät wieder schwerer war als vorher. Die Frau war verzweifelt. Wenn sie nach Hause in den ersten Stock ging, musste sie bereits auf dem ersten Treppenabsatz wegen Luftnot eine Pause einlegen. Der Gang durch die Stadt war wie ein Spießrutenlauf. Überall wurde leise getuschelt. Sie sah, dass sich Köpfe dezent nach ihr umwenden. Ihre ältere Tochter hatte ihr unter Tränen berichtet, dass sie wegen ihrer „fetten Mutter" auf dem Schulhof gehänselt wird.

Nachdem sie ihrem Hausarzt über ihr Dilemma berichtet hatte, antwortete er: „Essen Sie nicht so viel, Sie müssen sich mehr bewegen," und außerdem: „Sein Sie mal etwas disziplinierter!" Danach war sie noch deprimierter, denn das wusste sie ja alles. Aber es funktionierte eben nicht. Auch ihr Partner machte ihr schon Vorhaltungen. So hatte er sich seine Frau nicht vorgestellt!

Genauso wie dieser Frau geht es vielleicht auch Ihnen. Doch es gibt Hoffnung, selbst, wenn Sie noch nicht genau wissen, wie irgendjemand und irgendetwas Ihnen überhaupt noch helfen soll.

Die Frau hat uns durch eine Empfehlung gefunden und ist in unser Programm eingestiegen. Nach einem halben Jahr mit intensiver Begleitung und Ernährungsumstellung wurde sie operiert. Nach zwei Jahren hatte sie insgesamt 60 kg abgenommen. Ein toller Erfolg! Bei den Nachsorgeterminen steht mittlerweile eine glückliche Frau vor uns, die sich vor allem fragt, warum sie diese Möglichkeit nicht viel eher genutzt hat. Bei einem dieser Trmine war auch ihr normalgewichtiger Ehemann dabei, der das Gespräch mit folgenden Worten kommentierte: „Ja, sie ist eben den leichteren Weg gegangen". Doch hat er damit recht? Mehr dazu später.

> Merke: Viele glauben, dass die Adipositas-Operation ein leichter Weg ist – doch stimmt das auch?

4.2 Ultima ratio?

Ist die Operation wirklich der letzte Weg oder überhaupt das Letzte? Mit Tipps zum Abnehmen wird viel Geld verdient – von der Nahrungsmittelindustrie, den Zeitschriftenverlagen, die im Frühling ihre Diäten lobpreisen, und von den Gesundheitsaposteln, die in Funk und Fernsehen, in Blogs und Podcasts die neusten Trends zur Erlangung Ihrer Idealfigur verbreiten. Sie alle haben eins gemeinsam: für die meisten Adipositas-Kranken beginnt mit ihnen lediglich eine weitere Episode des Jojo-Effekts. Der Hinweis auf operative Möglichkeiten scheint den Medien weder appetitlich noch attraktiv. Diese Alternative wird ignoriert, diskriminiert und diskreditiert. Und so stellt auch für adipöse Menschen selbst eine Operation dann nur eine Ultima Ratio dar. Der absolut letzte Ausweg, wenn sonst nichts mehr hilft.

Dabei sollte die Operation viel eher einbezogen werden. Denn wenn Sie erst einmal ein bestimmtes Gewicht oder genauer einen BMI ab etwa 35 erreicht haben, dann werden Sie es vermutlich allein kaum mehr schaffen, Ihr Gewicht dauerhaft zu reduzieren, ohne dass Sie sich dabei Unterstützung holen. Aufgrund wissenschaftlicher Untersuchungen muss man leider sagen, dass nur etwa fünf Prozent aller Abnehmwilligen mit einem so hohen BMI es dauerhaft ohne Operation schaffen, und auch die nur mit sehr, sehr großen Anstrengungen. Deshalb sollten stark übergewichtige Menschen eine Operation viel früher mit ins Kalkül ziehen, und zwar deutlich bevor sie 150 Kilo oder 180 Kilo wiegen. Adipositas ist eine Krankheit, die stetig voranschreitet. Und wir können denjenigen helfen, die Unterstützung benötigen und diese auch annehmen möchten.

Eine Operation ist dabei keine Schande. Sie sind kein Versager, wenn Sie sich darüber Gedanken machen, sich unterstützen zu lassen. Das ist ganz entscheidend. In unserer heutigen Gesellschaft heißt es leider immer noch häufig: „Du hast es nicht alleine geschafft, du brauchtest ja eine Operation. Du hast also den leichten Weg gewählt." Doch das ist definitiv nicht der Fall. Wenn man die Krankheit Adipositas ein bisschen verstanden hat, dann weiß man, warum es so schwer ist abzunehmen. Wenn andere Personen so etwas zu Ihnen sagen, dann drücken Sie ihnen gerne dieses Buch in die Hand.

Eine Operation ist ein probates Mittel, das Sie hervorragend auf Ihrem Weg, schlanker zu werden, unterstützen kann. Deshalb ist es sinnvoll, früher darüber nachzudenken, als das im Moment üblicherweise erfolgt. Die Operation ist ein Hilfsmittel auf Ihrem Weg, gesünder zu werden. Sie ermöglicht Ihnen, all das umzusetzen und zu verändern, was sie vorher verstandesmäßig schon wussten. Sie ist wichtig und wird aus meiner Sicht auch immer wichtiger werden, wenn Menschen erst einmal verstehen, was genau im Körper bei Adipositas passiert.

> Merke: Die Operation ist kein leichter Weg, für viele an Adipositas erkrankte aber der einzig erfolgversprechende.

Doch nun mehr dazu, wie eine Operation – eingebunden in ein umfangreiches Konzept – Sie auf Ihrem Weg in ein neues Leben unterstützen wird.

5 Die Vorbereitung als MultiModales Konzept (MMK)

Wir betreuen unsere zu behandelnden Personen mit einem sogenannten multimodalen Konzept. Dabei handelt es sich um ein ganzheitliches Konzept, das sich über mindestens sechs Monate erstreckt und die Bereiche Ernährung, Bewegung und Psychosomatik umfasst. Bevor wir operieren, durchlaufen alle Patientinnen und Patienten dieses Konzept. Sie erhalten damit die Chance, auch ohne Operation, also rein durch eine Ernährungsumstellung, dauerhaft Gewicht zu verlieren. Alle Probleme, wie zum Beispiel der reduzierte Grundumsatz und die eingeschränkte Beweglichkeit, werden dabei berücksichtigt. Nach einem halben Jahr entscheiden wir gemeinsam. Kann das Konzept weiterhin angewandt werden oder ist eine Operation sinnvoll? Erfahren Sie nachfolgend mehr über dieses erprobte Konzept, wie es in allen zertifizierten Adipositaszentren angewandt werden sollte.

5.1 Die Ernährungsumstellung

Im Prinzip geht es bei der Ernährungsumstellung neben einer ausgewogenen Auswahl der Nahrungsmittel im Wesentlichen um eine Veränderung von Gewohnheiten. Der erste Schritt besteht in einer ehrlichen Analyse des Ist-Zustandes. Sie müssen sich also zunächst klarmachen, was und wieviel Sie täglich zu sich nehmen. Das gelingt am besten, indem Sie ein Ernährungstagebuch schreiben. Dafür gibt es heute Apps, aber es geht auch mit einfachen Listen, die man sich als Vordruck im Internet herunterladen kann. Wichtig ist, dass Sie ganz ehrlich aufschreiben, was Sie alles essen und trinken. Denken Sie immer daran: Es geht um Sie und nicht darum, dem Ernährungsmediziner

R. Horstmann, *Raus aus der Adipositas*, https://doi.org/10.1007/978-3-662-65808-6_5

etwas vorzugaukeln, um besser dazustehen. Sein Sie also an dieser Stelle schonungslos ehrlich. Wenn Sie jeden Tag zwei Steaks essen, dann ist das so. Auch jedes kleine Stückchen Schokolade zwischendurch muss mit in das Tagebuch. Auch, wenn Sie denken: „Macht nichts, ist ja nur ein kleines Stückchen", könnte aus diesen Stückchen über den Tag verteilt die ganze Tafel werden.

Vielleicht sind Sie stolz darauf, dass Sie gar keinen Alkohol trinken, und das ist prima. Doch vielleicht trinken Sie stattdessen jeden Tag reichlich Softdrinks! All das muss ins Ernährungstagebuch. Sie werden bei der sachkundigen Ernährungsberatung beispielsweise lernen, dass Getränke zum Essen von Nachteil sein können. Leider lässt sich jedes feste Essen schnell verflüssigen, wenn Sie zu viel dazu trinken. Dann haben Sie zügig einen flüssigen Brei statt eines Essens und müssen weniger kauen. Unsere Empfehlung können Sie auch als Nicht-Adipöser beherzigen: Trinken Sie je eine halbe Stunde vor und nach dem Essen eine ordentliche Menge, doch beim Essen selbst nicht. Das bietet den Vorteil, dass Sie Ihr Essen viel besser kauen und es nicht „runterspülen". Die Verdauung fängt schon im Mund mit der Speichelvermengung an. Wenn Sie langsamer essen und länger kauen, dann kommt das Sättigungsgefühl auch viel schneller. Wenn Sie hingegen zu schnell essen, dann nimmt Ihr System die Essensmenge gar nicht richtig wahr und Sie essen eventuell mehr, als Sie eigentlich müssten. Es schmeckt auch so gut – da sind wir wieder beim Geschmack, Sie erinnern sich? Die Nummer eins auf der Liste der Kriterien, nach denen Verbrauen ihre Nahrung aussuchen, deutlich vor dem Preis, der Schnelligkeit der Zubereitung und zuletzt der Gesundheit.

Außerdem gilt: Essen Sie täglich drei Mahlzeiten, dazwischen nichts! Das ist anfangs wahrscheinlich erst einmal schwer und lange Zeit wurde auch empfohlen, mehrere kleinere Mahlzeiten am Tag zu essen. Diesen Rhythmus müssen Sie also wahrscheinlich erst einmal neu lernen. Die meisten Menschen werden nicht dick, weil sie zu den Mahlzeiten zu viel essen, sondern weil sie zwischendurch eine Menge kleiner Snacks zu sich nehmen. Meistens dann auch eher Industriefutter, also Süßigkeiten, Riegel und/oder Schokolade. Diese Zwischenmahlzeiten werden als kleine Snacks abgetan, die vermeintlich nicht zählen.

Wenn Sie zwischendurch viel „snacken" und auch noch Stress haben, kann es zum Beispiel passieren, dass Sie auf das Mittagessen verzichten, weil so viel zu tun ist. Dadurch bekommen Sie aber nachmittags Heißhunger und dann steht irgendwo Schokolade herum. Da Sie mittags nichts gegessen haben, denken Sie, es sei kein Problem, wenn Sie jetzt etwas essen, und schwups, ist die halbe Tafel verschwunden.

Diese Snacks treiben aber Ihren Blutzucker schnell in die Höhe, der danach sofort wieder absackt und das Ende vom Lied ist, dass Sie abends noch mehr Hunger haben als mittags. Deshalb ist es sinnvoll, erst mal zu lernen, täglich drei wirklich sättigende Mahlzeiten zu sich zu nehmen. Das steht ganz im Vordergrund bei unserem Konzept.

Vielleicht kennen Sie auch die sogenannten Pulverdiäten. Sie funktionieren vielleicht einmal kurzfristig, doch diese Art abzunehmen ist keine Nahrungsumstellung, die Sie dauerhaft bis an Ihr Lebensende durchhalten können. Zudem sind die Pulver teuer und meist sehr stark gesüßt; zwar mit Süßstoff, doch genau von diesem süßen Geschmack sollen Sie sich lösen. Eine Diät, gleich welcher Art, hat immer ein Ende. Sie versuchen, dieses Ende zu erreichen. Dann sind Sie froh, dass Sie endlich wieder normal essen können, und alles geht wieder von vorne los. Diesmal nur mit verringertem Grundumsatz. Wie dieses Problem entsteht, dazu konnten Sie bereits in den Anfangskapiteln dieses Buches nachlesen.

Statt sich von einer Diät zur nächsten zu quälen, müssen Sie eine grundsätzliche Nahrungsumstellung vornehmen, die Sie dauerhaft bis an das Ende Ihres Lebens durchhalten können. Sie benötigen eine Umstellung, die alltagstauglich ist und nicht zu viel Arbeit erfordert. Eine Umstellung, die Ihnen mit der Zeit in Fleisch und Blut übergeht und immer mehr Freude bereitet.

Jeden Tag ein neues Rezept zu kochen ist nicht für alle geeignet. Wichtig ist es auch, von Fast- oder Convenience-Food wegzukommen. Eine Bratwurst mit Pommes ab und zu ist in Ordnung, doch sie sollte die Ausnahme bleiben. Ihre Ernährung muss sich in Ihren normalen Alltag einbinden lassen. Es geht um eine lebenslange Ernährungsumstellung und keine kurzfristige Lösung.

Vielleicht haben Sie schon einmal die sogenannte Ernährungspyramide gesehen? Im unteren Bereich der Pyramide, der die Basis bildet, stehen hauptsächlich gesunde Lebensmittel. Also sollten Sie in der Regel mehr von den Dingen aus dem gesunden Bereich essen, beispielsweise Obst und Gemüse. Je weiter Sie in der Pyramide nach oben wandern, umso „ungesünder" werden die Lebensmittel und umso weniger häufig sollten Sie diese zu sich nehmen.

Doch auch hier gilt: Nichts von diesen Lebensmitteln ist wirklich schlecht, auch, wenn es Lebensmittel sind, die ganz oben in der Pyramide stehen. Die Dosis macht das Gift. Die Häufigkeit ist entscheidend. Nur weniges ist an sich schlecht – auch Fett ist nicht schlecht, auch Kohlenhydrate sind nichts Schlimmes. Es ist immer nur eine Frage, wie viel Sie davon essen.

In unserem Programm geht es nicht darum, dass Sie sich nur „Low Carb", also mit sehr wenigen Kohlenhydraten ernähren, sondern Sie sollen zu einer ausgewogenen Ernährung kommen. Industriezucker wird reduziert, damit Sie vom Geschmack „süß" wegkommen. Sie dürfen auch weiterhin mal ein

Glas Wein, Bier oder Cola trinken, in Maßen ist das völlig okay. Alles, was hingegen zu einseitig ist, ist nicht optimal. Es geht um eine ausgewogene und alltagstaugliche Ernährung, die nicht zu süß ist und nicht zu fettig. Wenn Sie sich daran halten, haben Sie schon einen Großteil unseres Konzeptes verstanden. Im Weiteren geht es dann auch darum, Nahrung wieder zu genießen und den sozialen Charakter des Essens und Trinkens zu erfahren.

Wenn Sie bei der Umstellung Ihrer Ernährung mal eine Heißhungerattacke haben und vielleicht über die Stränge schlagen, dann ist das zwar nicht gut, aber es ist auch kein Beinbruch. Das kommt bei Nicht-Adipösen auch mal vor. Geraten Sie dann nicht in die Schuldspirale und werfen bitte nicht die Flinte ins Korn nach dem Motto: „Ich habe schon wieder versagt, das bringt doch alles nichts", sondern machen Sie einfach weiter. Wenn Sie zwei Wochen nicht auf Ihre Ernährung geachtet haben, dann sagen Sie sich einfach: „Macht nichts, dann fange ich jetzt wieder an, und zwar richtig." Viel schlimmer wäre es, durch den dadurch entstandenen Frust das Handtuch zu werfen. Fangen Sie lieber neu an, notfalls auch immer wieder, anstatt für immer aufzuhören.

Wir alle kennen viele Ausreden und es kann auch täglich viel passieren. Ihr Leben spielt sich immer in der Gegenwart ab und nicht in der Vergangenheit. Aus der Vergangenheit bringen Sie nur Vorwürfe gegen sich selbst mit, und die helfen Ihnen nicht weiter. Die Gegenwart zählt, das ist das Wichtigste. Sein Sie ehrlich zu sich selbst. Denn Sie tun es für sich.

In unserem multimodalen Konzept arbeiten wir ausschließlich mit Menschen zusammen, die auch uns gegenüber ehrlich sind. Das erwarten wir von unseren zu behandelnden Personen und sie auch von uns. Wir brauchen ein gutes Vertrauensverhältnis. Bitte denken Sie daran: Wenn Sie wirklich etwas verändern wollen, dann dürfen Sie weder sich selbst noch die Menschen, die Ihnen helfen möchten, hinters Licht führen. Das nützt schließlich niemandem und notwendige Veränderungen werden so definitiv nicht erreicht.

Merke: Das sorgfältige Führen eines Ernährungstagebuchs trägt dazu bei, dass Sie ehrlich mit sich selbst sind und Ihre wichtigsten Schwächen herauszufinden. Daraus entwickeln wir mit Ihnen einen Ernährungsplan und wir finden heraus, was Sie brauchen, um diesen einzuhalten.

5.2 MMK in der der täglichen Praxis

In der Praxis ist es natürlich wichtig herauszufinden, ob eine dauerhafte Gewichtsabnahme und Ernährungsumstellung auch ohne Operation funktionieren kann. Vor allem möchten die Betroffenen das normalerweise auch selbst wissen, obwohl die meisten befürchten; dass sie es nicht schaffen können. Schließlich haben sie es schon häufig und seit langem erfolglos versucht. Während der mindestens 6-monatigen Vorbereitungsphase bleibt genügend Zeit, um genau diese Frage gemeinsam zu besprechen.

Gelegentlich kommen auch Patienten in die Sprechstunde mit den Worten: „Doktor, mach mir mal ′nen Magenbypass“. In solchen Fällen ist eindringlich darauf hinzuweisen, dass die Operation ohne Vorbereitung nicht durchgeführt werden sollte. Patienten müssen unbedingt wissen, was auf sie zukommt. Sie müssen bereit sein, in gewisser Weise ein anderer Mensch mit neuen Reaktionsweisen auf äußere Reize und Einflüsse zu werden. Dabei spielen sowohl die Ernährung als auch der zu verändernde Lebensstil eine wichtige Rolle.

Die Patienten müssen in der Lage sein, alle Fragen, die ihnen aus ihrem Umfeld zu dieser Operation gestellt werden zu beantworten. Dieses Wissen aufzubauen braucht Zeit. So lange sie selbst Fragen aus ihrem freundschaftlichen, bzw. verwandtschaftlichen Umfeld nicht beantworten können, sicher und mit Überzeugung, werden sie auch selbst durch solche Fragen verunsichert sein und können den therapeutischen Weg kaum selbstbewusst durchlaufen.

Es findet also eine intensive Vorbereitung auf die Zeit nach der Operation statt. Patienten müssen sich mit den speziellen Herausforderungen, auch mit den Risiken und Komplikationsmöglichkeiten des angestrebten OP-Verfahrens auseinandergesetzt haben. So sollten sie über die veränderte Anatomie zumindest im Groben Bescheid wissen. Sie müssen wissen, was sie unmittelbar nach der Operation essen dürfen und wie dann das Essen gesteigert werden kann. Es geht um eine dauerhafte lebenslange Umstellung der Ernährung und anderer Lebensgewohnheiten – ob nun mit oder ohne Operation.

Patienten, die Erfahrung mit unterschiedlichsten Diäten haben, berichten oft, dass Diäten viel zu streng und mit zu vielen Verboten gespickt waren. Das sei sehr anstrengend gewesen. Der kleinste Misserfolg habe sie frustriert und das Gefühl des erneuten persönlichen Versagens hinterlassen, sodass sie immer wieder aufgegeben haben. In der Vorbereitung auf die Operation ist zwar auch gewünscht, dass Patienten bereits ein wenig Gewicht verlieren, allerdings werden die Ernährungs-Empfehlungen individuell angepasst und es wird darauf geschaut, was zu jedem einzelnen Patienten passt. Wir fragen Sie nach Ihren besonderen Vorlieben, aber auch nach Ihren Schwächen und wie man diese in Ihren persönlichen Ernährungsplan einbauen kann. Sie bekommen klare Vorgaben, was die Aufnahme von Eiweiß, Fett und Kohlenhydraten angeht. Nicht jede Kalorie wird gezählt, es zählt die Nährstoffmenge.

Es gibt sehr viele sinnvolle Ratgeber zur Ernährungsumstellung in Funk, Fernsehen, Zeitschriften und in Social Media und Internet. Zu viele Empfehlungen können aber auch verwirrend sein. Gibt es einen wichtigsten Punkt, der bei einer dauerhaften Ernährungsumstellung zu beachten ist? Sozusagen das Wesentliche der angestrebten Veränderung? Wahrscheinlich ist es das sogenannte Drei-Mahlzeiten-Prinzip. Das passt nicht immer für jeden und nicht jeder kann es sofort umsetzen. Übung macht den Meister. Es geht vor allem darum, regelmäßig zu essen, möglichst ohne Zwischenmahlzeiten. In der Ernährungsberatung müssen wir herauszufinden, ob es für Sie möglich ist, tatsächlich dreimal am Tag etwas zu essen oder doch vier oder fünf Mahlzeiten benötigen.

Vor allem ist es wichtig zu klären, ob Sie die Pausen zwischen den Mahlzeiten konsequent einhalten können. Durch den Verzicht auf Zwischenmahlzeiten kann der Insulinspiegel zwischen den Hauptmahlzeiten sinken und Ihr Körper kann auch tagsüber Fett verbrennen. Wenn Menschen immer wieder zwischendurch essen, möglicherweise am ganzen Tag Kleinigkeiten zu sich nehmen, so nennen wir das liebevoll „Grasen". Das englische Fachwort „Grazing" nimmt natürlich schon einen Bezug zu den Tieren auf der Weide, die am Tag nichts anderes tun, als sich mit dem Essen zu beschäftigen. Die Kühe und andere Wiederkäuer verdauen ein wenig später, während der „grasende Mensch" wie ein Pferd dauerhaft verdaut. Dadurch verlieren diese Menschen ihr Hungergefühl. Sie führen kontinuierlich etwas Energie zu, damit großer Kohldampf überhaupt nicht erst entstehen kann. Diese Menschen verlieren auch das Gefühl von Sattsein. Oftmals essen sie zu den Mahlzeiten einfach zu wenig, beispielsweise lediglich den obligatorischen Salat oder etwas Joghurt zum Mittag. Kurze Zeit später allerdings essen sie wieder eine Kleinigkeit. Das „normale" und eigentlich gesunde Gefühl von Sättigung und Hungrigsein verschwindet. Deswegen ist es so bedeutsam, dass Hauptmahlzeiten „inhaltsschwer", also sättigend sind. Denn nur wer satt ist, denkt nicht ans Essen und kann auf Zwischenmahlzeiten verzichten.

Im Rahmen der Ernährungsberatung werden Sie aufgefordert, ein Protokoll darüber zu führen, was sie täglich essen und trinken. Damit können wir und Sie selbst letztlich auch herausfinden, was und wie oft Sie tatsächlich essen. Immer wieder berichten Patienten daraufhin, dass sie gar nicht bemerkt hätten, wie oft sie essen. Sie essen unbewusst „nebenher und unbemerkt". Sie kennen schon die Verkäuferin aus dem Supermarkt, die sich morgens bei Schichtbeginn eine Tüte Lakritz in die Kitteltasche steckt und am Abend die leere Tüte herausnimmt. Würde sie diese leere Tüte nicht sehen, hätte sie nicht bemerkt, dass sie über den Arbeitstag hinweg eine ganze Tüte leergegessen hat. Die Nahrungsaufnahme geschieht unbewusst und tritt derart in den Hintergrund, dass Sie ihr „Grasen“ überhaupt nicht bemerkt.

Statt eines Protokolls nutzen viele Patienten mittlerweile auch eine App, von denen es verschiedene auf dem Markt gibt. Mit einer solchen können Sie sehen, wie viel Eiweiß, Fett und Kohlenhydrate Sie zu sich genommen haben. Und diese Analyse der Nahrungszusammensetzung ist natürlich auch wichtig, da ja nicht nur allein die Kalorienzahl entscheidend ist. Man könnte ansonsten ja beispielsweise auch einfach drei Tafeln Schokolade essen, um auf z. B. 1500 Kalorien zu kommen. Sie können die zugeführten Lebensmittel in die App eingeben, um dann den jeweiligen Anteil der Hauptnährstoffe in Ihrer Nahrung zu erhalten. Daraus ergeben sich Empfehlungen, Ihre Eiweiß-, Kohlenhydrat- oder Fettzufuhr zu verändern, also ggf. auch andere Nahrungsmittel zu sich zu nehmen. Außerdem lässt sich auch Ihre Aktivität, wie die Schrittzahl mit den Apps ermitteln.

Falls sie kein Smartphone haben, kann man das Protokoll natürlich auch handschriftlich führen und anschließend mit der Diätassistentin besprechen. Beides führt dazu, dass Sie sich tagtäglich auf die Finger schauen und eine Bestandsaufnahme machen. Und man muss natürlich auch nicht ewig ein Protokoll schreiben, aber für die erste Zeit ist das meist sehr hilfreich.

Die häufig zitierte und den meisten adipösen Menschen aus der Ernährungsberatung bekannte **Ernährungspyramide** spielt in der Vorbereitung allerdings mittlerweile eine untergeordnete Rolle. Manchmal mag es sinnvoll sein, sie jungen Menschen zu erklären, die gerade bei den Eltern ausziehen und sich nun um ihre Verpflegung selbst kümmern müssen. Fast alle Patienten, die sich in unserer Beratung anmelden, kennen die Ernährungspyramide zu Genüge und wissen bereits sehr gut, was gesund und was ungesund ist. Wichtiger ist die individuelle Beratung und das Eingehen auf die besonderen Bedürfnisse, Vorlieben und Wünsche der Patienten. Es ist wichtig, sie zu einer Änderung ihrer Gewohnheiten und ihres Lebensstils zu ermutigen. Die meisten Menschen wissen, dass Bratwurst mit Pommes oder Pizza nicht zu den gesündesten Nahrungsmitteln gehören. Die Frage immer wieder lautet, ob man nun diese Dinge nie wieder essen dürfe. Die Antwort ist einfach: man darf, aber in Maßen. Die Mengen sind entscheidend. „Es ist verboten, etwas zu verbieten,“ ist ein wichtiger Satz in unserer Ernährungsberatung.

Auch vermeintlich „ungesunde“ Lebensmittel sind daher mal erlaubt. Wenn man es also gerne essen möchte, dann kann man das tun, allerdings mit Verstand und auf jeden Fall ohne schlechtes Gewissen. Menschen mit Übergewicht und Adipositas beherrschen es nämlich ganz „wunderbar“, ihr schlechtes Gewissen immer wieder hochkommen zu lassen. Wenn Sie gerne

Bratwurst mit Pommes essen oder eine Cola trinken möchten, dann ist das auch in Ordnung, so lange es nicht täglich oder zu häufig geschieht.

Nach einiger Zeit der Ernährungsumstellung verringert sich das Bedürfnis nach Süßem und Fettigen von alleine. Wenn Sie dann trotzdem ungesunde Lebensmittel in besonderen Situationen zu sich nehmen, dann sollten Sie sie auch genießen. Das ist vollkommen in Ordnung. Vermeiden sollten Sie sogenanntes Frustessen mit anschließend schlechten Gewissen. Vielen Menschen reicht auf die Dauer bereits die Gewissheit, dass sie Ungesundes auch einmal essen dürfen, aber es dann doch nicht mehr unbedingt brauchen. Die Operation bewirkt eine Veränderung im Verdauungstrakt, aber zunächst einmal nicht im Kopf. Die Einstellung zum Essen braucht also auch eine Veränderung und die muss geübt werden. Die Operation kann dabei helfen, denn sie bewirkt unter anderem auch eine geänderte Geschmacks- und Geruchswahrnehmung, so dass sich Vorlieben, die vor der Operation bestanden, in den „gesunden" Bereich verschieben.

Merke: Während der mindestens 6-monatigen Vorbereitung (MMK) wird Ihr Essverhalten analysiert und Sie werden auf das Leben danach eingestellt. In dieser Zeit zeigt sich, ob eine Operation überhaupt sinnvoll ist.

5.3 In Bewegung kommen

Die zweite wichtige Komponente unseres Konzeptes ist Bewegung. Als Erstes gilt es herauszufinden, wie Sie mehr in Bewegung kommen können. Das ist hoch individuell. Manche Menschen, die zu uns kommen, sind noch jünger, und denen empfehlen wir natürlich andere Maßnahmen als jemandem, der schon 50 Jahre alt ist und in seinem momentanen Zustand kaum noch eine Treppe hochkommt. Manche können joggen gehen, andere müssen einfach nur die Spaziergeh-Wegstrecke am Tag etwas verlängern.

Erinnern Sie sich, wie viele Meter der Deutsche im Durchschnitt pro Tag geht? 400 Meter! Corona verschärfte das Problem in den Jahren 2020 und 2021 noch: Man denke nur an Homeoffice und Homeschooling. In einer Untersuchung des RKI (Robert Koch-Institut), die im Dezember 2020 veröffentlicht wurde, sind 13.000 Menschen aus allen Schichten und Altersgruppen zu ihrem Gewicht befragt worden. Das Ergebnis war, dass wir Deutschen allein im ersten Halbjahr 2020 im Durchschnitt ein Kilo zugenommen haben. Das klingt noch nicht nach so viel, doch diese Angabe ist nur der Durchschnitt! Also haben viele gar nicht zugenommen, andere dafür umso mehr. Der mittlere BMI lag 1962 in Deutschland bei 21, das ist sehr wenig.

Heute liegt der Durchschnitts-BMI bei 25,7 und durch Corona ist er sogar zeitweise auf 26,1 gestiegen. Mittlerweile dauert die Corona-Pandemie schon länger als zwei Jahre an und es ist zu befürchten, dass sich die Adipositas weiter verschlimmert hat.

Was ist nun der beste Sport, um Ihr Abnehmen zu unterstützen und Sie fit zu halten? Sie sollten danach gehen, was Sie schon immer gerne gemacht haben. Ein Bewegungsziel zu definieren ist oft ein Motivationsschub. Was also haben Sie früher gerne gemacht? Waren Sie gerne wandern oder schwimmen?

Wenn das nicht mehr möglich ist, dann ist Gehen eine Alternative. Spazierengehen ist oftmals ein Einstieg, um wieder in Bewegung zu kommen. Dabei müssen Sie nicht sofort die empfohlenen 10.000 Schritte pro Tag absolvieren. Das ist für den Anfang vielleicht zu viel, doch fangen Sie einfach an, und wenn es nur ein paar Schritte mehr als gewohnt sind. Fragen Sie Ihre Nachbarin, ob sie mit Ihnen eine Runde durch den Wald spaziert. Fahren Sie Bus, dann steigen Sie eine Haltestelle früher aus und gehen nach Hause. Machen Sie es regelmäßig und geben Sie nicht auf.

Eine unserer Patientinnen, die früher gerne gewandert ist, hat mit unserer Unterstützung 70 Kilo abgenommen. Danach hat sie es geschafft, den Jakobsweg wieder zu laufen, den sie in ihrer Jugend schon einmal gewandert war. Setzen Sie sich ein langfristiges Ziel und arbeiten Sie darauf hin. Bleiben Sie dran und lassen Sie sich nicht durch kleine Rückschläge aufhalten.

Auch Bewegung im Wasser ist gut, weil Wasser die Schwerkraft aufhebt. Ihre Gelenke werden weniger belastet und Sie können im Wasser Bewegungen durchführen, die an Land vielleicht gerade nicht möglich sind. Vielleicht gibt es in Ihrer Stadt ein Hallenbad, in dem Wassergymnastik für Adipöse angeboten wird. Schämen Sie sich nicht und greifen Sie zu, wenn es solche Angebote gibt. Denken Sie daran, Sie tun es für sich!

Weiterhin sollten Sie etwas Muskelaufbau betreiben, bzw. einem übermäßigen Muskelabbau entgegenwirken. Das können Sie sogar zu Hause machen, dafür müssen Sie sich nicht direkt im Fitnessstudio anmelden. Besorgen Sie sich ein paar Hanteln und mache jeden Tag Übungen. Muskeln erhöhen Ihren Grundumsatz. Mit genügend Muskulatur ist es sogar möglich, über Nacht abzunehmen. Wenn Sie Lust haben, ins Fitnessstudio zu gehen, dann lassen Sie ein Programm auf sich und Ihre Bedürfnisse abstimmen. Das wichtigste ist, dass Sie ins Tun kommen. Die besten Hanteln und schicksten Joggingschuhe nützen nichts, wenn sie im Schrank stehen.

Wir arbeiten in unserem Programm viel mit Dokumentationen, die deutlich die erzielten Fortschritte zeigen. Unsere Patientinnen und Patienten führen sowohl Ernährungs- als auch Bewegungstagebücher. Auch, wenn Sie für sich selbst noch einmal versuchen möchten, Ihren Alltag zu verändern, empfehle ich Ihnen, solche Tagebücher zu führen. Die tägliche Dokumentation erscheint vielleicht anfangs etwas lästig, bedeutet aber, dass Sie sich selbst dazu verpflichten, regelmäßig etwas für sich zu tun. Indem Sie diese Dinge dokumentieren, haben Sie einen guten Überblick über Ihre Fortschritte, und das motiviert ungemein.

Die Bewegungs- und Ernährungsumstellung beginnt mindestens sechs Monate vor jeder Operation und muss konsequent durchgeführt werden.

Merke: Wichtig ist, dass Sie wieder mehr in Bewegung kommen – kleinschrittig und individuell an Ihre Vorlieben angepasst. Tätigkeiten, die Ihnen nach einer Gewichtsabnahme sicherlich leichter fallen, werden in der Vorbereitungsphase für die Operation bereits geübt.

5.4 Bedeutung der Psyche

Bei der Krankheit Adipositas handelt sich nicht um ein psychiatrisches, psychologisches oder psychosomatisches Krankheitsbild, das mit einer wie auch immer gearteten Psychotherapie behandelt werden kann. Es gibt zahlreiche Versuche in der Vergangenheit, z. B. durch Verhaltenstherapie Einfluss auf das Gewicht zu nehmen und eine Abnahme zu bewirken, leider waren diese Therapieversuche ohne nachhaltigen Erfolg. Man sagt zwar immer wieder, dass sich die Krankheit vor allem im Kopf abspielt und nicht am Magen oder Darm. Schließlich sei der Magen ja ganz gesund. Dabei vergisst man aber leicht, dass es eine besondere Art der Kommunikation zwischen dem Magen-Darm-Trakt und dem Gehirn gibt, wie ich es in den Anfangskapiteln ja bereits beschrieben habe. Es gibt eben Hormone, die sich bei Adipösen vermehrt freisetzen und z. B. auf bestimmte Strukturen des Gehirnes so einwirken, dass die Patienten einen unbändigen Hunger bekommen und den Zustand des Sattseins nicht mehr kennen. Geht man davon aus, dass sich die Krankheit vor allem im Kopf abspiele, deutet man damit an, dass die Patienten unter Disziplinlosigkeit leiden und nur diese müsse abgestellt werden. Das ist falsch.

Die psychologische Komponente in der Vorbereitungsphase zielt somit nicht darauf ab, die Betroffenen über einen primär psychotherapeutischen Ansatz zu behandeln. Der langfristige Erfolg einer jeden Adipositasbehandlung hängt aber entscheidend von der Motivation der Patienten sowie ihren realistischen Erwartungen an die Operation ab. Und hier ist der Psychologe durchaus gefragt, seine Einschätzung abzugeben.

Außerdem sind bestimmte psychische Störungen wie Depressionen bei Adipösen häufiger anzutreffen, als bei normalgewichtigen Patienten und das Ausmaß dieser Störungen steigt auch mit zunehmendem BMI an. Insofern ist eine Vorstellung bei einem Arzt für Psychosomatik vor der Operation nötig, um solche psychischen Veränderungen oder Krankheitsbilder zu erkennen, die dann gesondert zu behandeln sind. Die Untersuchungen haben im Speziellen das Ziel, psychische Erkrankungen zu erkennen, die mit einer starken, abnormalen Veränderung der Stimmungslage verbunden sind. Dabei kann es sich um Formen von gedrückter und trauriger, oder auch stark gehobener Gemütslage handeln. Auch bestimmte Persönlichkeitsstörungen kommen gehäuft vor, die sich darin äußern können, dass Patienten sehr abhängig von anderen Menschen sind oder zwanghaft, oder auch narzisstisch veranlagt sind.

Darüber hinaus gibt es bestimmte Essstörungen, die im Rahmen einer Operation besonders zu beachten sind. Vom **Binge Eating** sprechen wir, wenn eine Person innerhalb kurzer Zeit große Nahrungsmengen zu sich nimmt und das Gefühl hat, die Kontrolle über sein Essverhalten zu verlieren. Oft bessert sich diese spezielle Essstörung durch die Operation. Man kann sich aber durchaus vorstellen, dass ein solches Essverhalten eine schädigende Wirkung hat, wenn es nach der Operation weiter besteht und dann auf einen sehr kleinen Restmagen stößt. Hier ist das fachpsychologische Urteil vor der Operation gefragt und für die Entscheidung über eine Operation und die Phase nach der Operation sehr wichtig.

Auch bei der **Bulimie** kommt es zu immer wiederkehrenden Heißhungerattacken, in denen unkontrolliert gegessen wird. Nach solchen „Fressanfällen“ haben Patienten große Angst zuzunehmen und verursachen ein Erbrechen, nehmen Abführmittel oder treiben exzessiven Sport.

Somit ist es in einem ganzheitlichen Konzept wichtig zu wissen, ob solche psychischen Veränderungen vorliegen, damit diese möglichst zunächst oder simultan behandelt werden können, oder aber auch bestimmte operative Maßnahmen nicht durchgeführt werden. Jeder Patient im MMK wird einem Arzt für Psychosomatik vorgestellt, der eine entsprechende Stellungnahme zu all diesen Fragen abgibt und nur wenn er grünes Licht gibt, kann die Operation auch wirklich erfolgen.

Merke: Jeder Patient wird im Rahmen der Vorbereitung daraufhin untersucht, ob eine psychologische Erkrankung gegen die Durchführung der Operation spricht oder zunächst behandelt werden muss.

5.5 Ihr Weg ins Adipositaszentrum

Wenn Sie auf der Suche nach einem guten Adipositaszentrum sind, gibt es einige Kriterien, auf die Sie achten sollten. Zuerst einmal suchen Sie sich möglichst ein Zentrum in Ihrer Nähe. Es gibt in Deutschland 108 Adipositaszentren,[1] die von Fachgesellschaften anerkannt worden sind. Achten Sie darauf, ob das Zentrum zertifiziert ist und auch darauf, wie viele Operationen dort jährlich durchgeführt werden. Haben Sie ein Zentrum, dass nur zehn Operation pro Jahr durchführt, dann ist das definitiv zu wenig und es wird auch nicht zertifiziert sein. Im Durchschnitt führen die Zentren in Deutschland etwa 150 Operationen jährlich durch, mit steigender Tendenz. 50 Operationen jährlich sind für die Zertifizierung das Minimum.

Wichtig ist auch, zu erfragen, wie genau die Vorbereitung aussieht. Wenn Sie den Eindruck haben, dass die Vorbereitung nur pro forma gemacht wird, um Sie schnell auf den Operationstisch zu bringen, dann sollten Sie skeptisch werden. Sie müssen den Eindruck gewinnen, dass es nicht nur um die Operation geht, sondern um ein ganzheitliches Konzept zu Ihrem Nutzen. Die Ernährungsumstellung muss im Vordergrund stehen, denn Sie müssen vorher „üben", wie Ihr Alltag nach der Operation aussehen wird. Adipositas kann nicht nur mit dem Messer behandelt werden. Ein umfangreiches Konzept mit Beratung zu den Themen Ernährung und Bewegung, sowie Untersuchungen zum Ausschluss oder dem Nachweis von Stoffwechselkrankheiten und psychischen Erkrankungen muss die Operation begleiten.

Viele Menschen, die zu uns kommen, möchten sofort operiert werden. Wir fragen sie dann als Erstes, wie lange sie schon adipös sind. Meistens sagen sie uns dann: 15 oder 20 Jahre oder noch länger. Das Problem, das schon so lange besteht, soll also von heute auf morgen beseitigt werden. Doch das ist nicht möglich. Es geht nicht um einen schnellen Operationstermin. Es geht darum, die Operation gut vorzubereiten. Eine lebenslange Nachsorge schließt sich an und gehört mit zur Gesamttherapie.

Dieses Konzept, für das es von Wissenschaftlern formulierte Leitlinien gibt, nach denen auch wir in unserem Zentrum schon seit Jahren erfolgreich arbeiten, bietet keine schnellen Lösungen. Wir möchten langfristige Ergebnisse für unsere Patientinnen und Patienten, und das braucht seine Zeit. Dafür brauchen wir vor der Operation mindestens sechs Monate. Wir möchten, dass die Patientinnen und Patienten gut vorbereitet sind, dass sie schon vorher lernen, was nach der Operation wichtig ist und dass sie sich

---

[1] Deutsche Gesellschaft für Allgemein- und Viszeralchirugie: Adipositaszentren (abgerufen am 06.02.2023)

bestimmte Verhaltensweisen bereits aneignen. Diese Vorbereitung ist essenziell. Die Operation unterstützt diesen Prozess und kann nie als einzige Maßnahme gelten.

> **Merke:** Das Zentrum Ihres Vertrauens sollte zertifiziert sein und Ihnen eine komplexe Vor- und Nachbereitung anbieten.

5.6 Kostenübernahme

Ein Thema, das Sie vielleicht auch beschäftigt, ist: Wie sieht es mit den Kosten aus? „Eine Diät kostet nichts, außer die gute Laune", wahrscheinlich kennen Sie diesen Spruch auch.

Grundsätzlich, und das habe ich in diesem Buch schon mehrfach verdeutlicht, ist Adipositas eine Krankheit. Für die Bezahlung der erforderlichen Behandlung von Krankheiten sind generell die Krankenkassen zuständig. Leider sträuben sich viele Krankenkassen immer noch, Adipositas als Krankheit anzuerkennen. Wenn Sie ein neues Knie brauchen, dann ist die Kostenübernahme für die Knieprothese unkritisch. Warum dieselbe Vorgehensweise bei Adipositas immer noch problematisch ist, ist mir nicht klar. Doch meine Kolleginnen, Kollegen und ich setzen uns dafür ein, dass sich das ändert und unterstützen Sie bei der Auseinandersetzung mit Ihrer Kasse.

Derzeit stellen wir noch vor jeder Maßnahme, die wir durchführen, gemeinsam mit Ihnen einen Kostenübernahmeantrag bei Ihrer Krankenkasse. Das heißt also, Sie müssen keine Angst haben, dass Sie auf irgendwelchen Kosten für die Operation sitzenbleiben. Abgelehnt wird bei uns in der Regel keine Maßnahme.

Auch die Übernahme der Kosten für die Vor- und Nachsorge gehören zu einem erfolgreichen Konzept. Ohne diese Maßnahmen gibt es bei uns keine Operation. Es gibt zwar reichlich Anbieter, die immer noch ohne Rundumkonzept arbeiten, doch von diesen Anbietern möchte ich Ihnen ganz klar abraten. Sie müssen sich darüber im Klaren sein, dass eine Operation niemals das einzige Mittel sein kann. Auch eine Operation kann dauerhaft nur erfolgreich sein, wenn sich Ihr Lebensstil an die neuen Gegebenheiten anpasst.

> **Merke:** Zu Beginn der Behandlung sollte die Kostenübernahme für die Operation, sowie die Vorbereitung und die Nachsorge durch Ihre Krankenkasse genehmigt sein. In einigen Bundesländern wird auch ohne eine solche Genehmigung operiert und die Kosten ggf. vor dem Sozialgericht eingeklagt.

6 Rund um den Aufenthalt in der Klinik

Lassen Sie uns jetzt gerne einmal ins Detail gehen. Niemand wird gerne operiert. Eine Operation ist ein Eingriff in Ihren Körper, der nicht leichtfertig erfolgen sollte. Vielleicht haben Sie Ängste, Sorgen und mit Sicherheit viele Fragen. Einen Teil möchte ich Ihnen gerne an dieser Stelle beantworten.

Jede chirurgische Fachkraft wird sich die Zeit nehmen, um vor einer Operation mit Ihnen über Ihre Ängste zu sprechen. Noch vor einigen Jahren hat man den zu operierenden Personen vor einer Operation starke Medikamente verabreicht, die gleichgültig gemacht haben. Das macht man heute nicht mehr. Die Anästhesie gibt als sogenannte Prämedikation noch ein Schmerzmittel, doch das war es auch schon. Diese Medikamente helfen natürlich nicht gegen Ängste. Dagegen hilft letztlich nur Information.

Unter dem Strich sind unsere Patientinnen und Patienten immer der „Chef im Ring". Sie sagen, wo es langgeht. Sie sagen, was sie möchten und was nicht. Wir bieten Informationen und Gespräche an, damit die zu behandelnden Personen klare und gute Entscheidungsgrundlagen haben: für oder auch gegen eine Operation.

Was Sie brauchen, um sich auf so eine Maßnahme einzulassen, ist Vertrauen. Vertrauen entsteht nur, wenn Sie sich vorab ausgiebig und umfassend informieren konnten. Sie müssen Informationen sammeln, gegeneinander abwägen und sich dann bewusst entscheiden. Für oder gegen eine Operation. Für oder gegen ein adipöses Leben. Haben Sie sich mit Ihrem Zustand abgefunden oder wagen Sie einen Neustart?

Letztlich stehen Sie als adipöse Person vor einer Entscheidung, die Sie nur selbst treffen können. Wie bei jeder Entscheidung müssen Sie dabei das Risiko und den Nutzen, den Sie von Ihrer Entscheidung erwarten, gegen-

R. Horstmann, *Raus aus der Adipositas*, https://doi.org/10.1007/978-3-662-65808-6_6

einander abwägen. Der Nutzen muss dabei deutlich höher sein als das Risiko. Natürlich beraten wir Sie auch dahingehend. Wenn wir selbst schon erkennen, dass das Risiko zu groß ist oder eine Operation nicht notwendig oder nicht durchführbar ist, dann schenken wir Ihnen reinen Wein ein. Wir möchten nur Personen operieren, denen wir weiterhelfen können und die aller Voraussicht nach einen deutlichen Gewinn aus der Operation ziehen können.

Eine Frage wollen wir ganz offen ansprechen: Gibt es auch Todesfälle bei der Operation? Die Antwort lautet: Ja, aber selten. So sind in den ersten 30 Tagen nach einer Adipositas-Operation aufgrund der Erkenntnisse aus einer Studie mit Einbeziehung von zehn Zentren 0,3 % oder 18 von 6114 Patienten gestorben (LABS-Studie).[1] Andere Studien kommen zu ähnliche Ergebnissen. Damit ist die Sterblichkeit etwa so hoch wie bei der Entfernung des Blinddarms (0,2 %) ober der Gallenblase (0,4 %). Das geringe Risiko bei einer Adipositas-Operation liegt letztlich auch an der guten und konsequenten Vorbereitung aller Patienten im MMK.

Natürlich können wir Ihnen die Angst vor einer Operation nicht gänzlich nehmen, und ein (Rest-)Risiko ist immer dabei. Nur zum Vergleich: Es ist bekannt, dass es in Deutschland jedes Jahr zwar weniger als früher, aber immerhin noch etwa 4000 Verkehrstote gibt, und trotzdem steigen Sie in Ihr Auto ein. Obwohl Sie wissen, dass es Todesfälle im Straßenverkehr gibt. Der Nutzen, den Sie durch Ihre Mobilität beim Autofahren erfahren, ist deutlich höher als das Risiko – zumindest schätzen Sie es selbst so ein.

Eine Operation ist eine Operation und auch diese ist selbstverständlich mit Risiken verbunden. Durch eine Anästhesie geben Sie kurzfristig Ihr Bewusstsein „ab", allein das macht vielen Menschen gehörig Angst.

> Merke: Das beste Mittel gegen Angst ist, wenn Sie ausreichend informiert sind. Stellen Sie Ihrem Operateur Fragen und hören Sie den Antworten aufmerksam zu – das schafft Vertrauen.

6.1 Geht's nicht doch anders?

Warum muss es nun ausgerechnet eine Operation sein? Geht das nicht auch anders, zum Beispiel mit Medikamenten?

Diese Frage stellen uns viele adipöse Menschen, die zu uns kommen. Eine alternative Herangehensweise, die ursprünglich vielversprechend aussah, war

[1] Smith MD, Patterson E, Wahed AS, et al. Thirty-day mortality after bariatric surgery: independently adjudicated causes of death in the longitudinal assessment of bariatric surgery. Obes Surg 2011; 21: 1687–92.

die **Gabe von künstlichen Hormonen**, zum Beispiel Leptin oder GLP-1. Über diese Hormone habe ich schon einiges in den vorherigen Kapiteln geschrieben.

Leider ist es in den meisten Fällen so, dass die Rezeptoren im Gehirn von adipösen Menschen nicht ausreichend auf Hormone wie Leptin ansprechen. Die Wirksamkeit der Hormone ist dadurch stark eingeschränkt oder gar nicht vorhanden. Dazu kommen zahlreiche Nebenwirkungen und auch die Kosten.

GLP-1 kommt in der Diabetes-Behandlung durchaus zum Einsatz. Um dauerhafte Ergebnisse zu erzielen, müssten Sie solche Hormone Ihr ganzes Leben lang nehmen, und zwar in immer höherer Dosierung, da Ihr Körper sich daran gewöhnt und die Wirkung auf Dauer nachlässt. Die Wirkung ist beschränkt. Die Gewichtsabnahme alleine durch GLP-1-Gabe erreicht meist höchstens fünf Kilogramm und ist nicht von Dauer. Als alleinige Maßnahme wurde diese Herangehensweise also verworfen.

Vielleicht haben Sie auch schon in Zeitschriften von irgendwelchen „Wundermitteln" gelesen, die es Ihnen ohne Anstrengung ermöglichen sollen, abzunehmen. Sie müssen nur ein paar Tropfen dieses Mittels oder eine Tablette einnehmen, und schon sind Sie schlank, quasi über Nacht. Dass solche Versprechungen leider leer sind, brauche ich Ihnen wahrscheinlich nicht zu sagen. Wenn es eine Tablette gäbe, die wirklich gegen Adipositas helfen würde, dann wäre der Erfinder schon längst reich und berühmt.

Wie sieht es aus mit der Alternative **Fettabsaugung**? Häufig sieht man in Zeitschriften Filmschauspielerinnen, die sich Fett absaugen lassen. Diese Absaugungen haben nichts mit der Krankheit Adipositas zu tun, sondern dabei handelt es sich um Lifestyle. Medizinisch haben diese Absaugungen keine Bedeutung. Hormone lassen sich nicht einfach absaugen. In ganz seltenen Fällen kombinieren wir eine Ernährungsumstellung mit einer Absaugung und einer anderen plastischen Operation. Wenn Sie unter einem Lipödem, also an einer fortschreitenden chronischen Verdickung des Fettgewebes besonders an den Beinen leiden, sind Absaugungen mittlerweile ein probates Mittel. Das hat jedoch nichts mit Adipositas zu tun.

Viele denken, dass durch die Fettabsaugung die Hormone, die im Fett eingelagert wurden und die dafür sorgen, dass Sie immer weiter zunehmen, entfernt werden. Leider stimmt das nur zum Teil, denn viele Hormone, die zum Beispiel für dauernden Hunger verantwortlich sind, werden im Darmtrakt gebildet oder im Fettgewebe in der Bauchhöhle, das man bei einer Fettabsaugung aber gar nicht erreicht. Aus unserer Sicht gibt es also derzeit zu unserem multimodalen Konzept für die meisten Betroffenen keine wirkliche Alternative.

Merke: Die verschiedenen Formen der Operation unterstützen die Betroffenen am wirkungsvollsten bei der dauerhaften Ernährungsumstellung.

6.2 Welche Voraussetzungen müssen vorliegen?

Man kann nicht eindeutig sagen, ab welchem BMI eine Operation sinnvoll ist. Hier in Deutschland ist es so, festgelegt durch die Fachgesellschaften und aus Sicht der Krankenkassen, dass ab einem BMI von 40 auch ohne Nebenerkrankungen ein Antrag gestellt und die Operation durchgeführt werden kann. Doch schon ab einem BMI von 35 kann ein Antrag gestellt werden, wenn zusätzlich noch Nebenerkrankungen vorliegen. Diese findet man meist schnell: Bluthochdruck, Diabetes oder auch Schlafapnoe und Gelenkbeschwerden.

In anderen Ländern sind die Gesundheitssysteme offener für Operationen, vor allem als begleitende Maßnahme zur Behandlung des Typ-2-Diabetes mellitus. In den USA, Skandinavien oder auch den Niederlanden zahlen die Krankenkassen sogar schon ab einem BMI von 30. Im Ausland hat die sogenannte **metabolische Chirurgie** einen deutlich höheren Stellenwert bei der Behandlung der Adipositas und des Typ-2-Diabetes. Solange es keine gravierenden Komplikationen wie ein diabetisches Fußsyndrom gibt, wird die Erkrankung in Deutschland ambulant von niedergelassenen Ärzten in sogenannten Schwerpunktpraxen behandelt. Viele Diabetologen sind sehr zurückhaltend beim Thema Operationen, obwohl der Nutzen für Diabetiker eindeutig nachgewiesen ist (siehe auch Seite 199).

Die Krankenkassen machen es den Adipösen leider immer noch schwer. Sie fürchten die Kosten durch die Operation. Doch was die Kassen aus meiner Sicht nicht berücksichtigen ist, dass durch eine Operation die Folgeerkrankungen und auch deren Kosten, wie zum Beispiel bei Bluthochdruck, deutlich abnehmen. Und spätestens wenn ein Typ-2-Diabetiker insulinpflichtig wird, dann sollte auch der Diabetologe darüber nachdenken, ob man diese Person nicht dem Adipositas-Chirurgen vorstellt, zumal mittlerweile sogar die internationalen diabetologischen Fachgesellschaften die Chirurgie zur Behandlung des Diabetes empfehlen.

> Merke: Die Zustimmung zu einer operativen Maßnahme wird vom BMI und von bereits vorhandenen Folgeerkrankungen abhängig gemacht.

6.3 Welche Risiken bestehen?

Sämtliche Operationen, die wir in unserem Zentrum durchführen, werden heutzutage minimalinvasiv durchgeführt. Das heißt, es gibt nur kleine Schnitte, die nur einen oder wenige Zentimeter lang sind. Diese Operationen sind ausgezeichnet verträglich, da keinerlei Muskulatur durchtrennt wird, was normalerweise zu Schmerzen nach der Operation führt. Die operierten Personen können abends schon aufstehen und meist nach drei Tagen Aufenthalt im Krankenhaus wieder nach Hause. Die Beobachtungszeit nach der Operation ist wichtig für die Sicherheit der Patienten. Nach Operationen kann es immer zu Nachblutungen kommen, die vielleicht bei der ein oder anderen Person noch mal eine intensivere Nachsorge oder Operation erfordert. Deshalb ist aus unserer Sicht ein kurzer, stationärer Aufenthalt wichtig. Es gibt schon Kliniken, die die Operationen ambulant anbieten, doch das ist absolut nicht ratsam, egal, wie groß der Druck durch die Kostenträger auch wird.

> Merke: Die Operationen werden minimal-invasiv, also im „Knopflochverfahren" durchgeführt.

6.4 Welches ist das beste Verfahren?

Vielleicht haben Sie noch nie etwas von der Möglichkeit einer Operation gehört oder sich sogar schon über verschiedene Verfahren informiert. Vielleicht sind sie nun verwirrt.

Es gibt mittlerweile viele unterschiedliche Operationsmethoden. Zu nennen sind an dieser Stelle:

- der Roux-Y-Magenbypass
- das Magenband
- der Magenballon
- der Schlauchmagen
- die biliopankreatische Diversion mit oder ohne duodenalem Switch
- der Omega-Loop-Magenbypass

und weitere Spezifikationen wie SASI (ein-Anastomosen-Sleeve-Ileum-Bypass) oder SADI-S (ein-Anastomosen-Duodenum-Ileum Bypass – mit Schlauchmagen).

Die einzelnen Verfahren werde ich im Weiteren gar nicht erklären, die Aufzählung soll Ihnen lediglich die Vielzahl der angebotenen Möglichkeiten zeigen. Das für alle Patienten einzige wahre und damit beste Verfahren gibt es nicht. Vielleicht denken Sie sich jetzt: „Wie soll ich denn nun entscheiden, welche Operation für mich die richtige ist?"

Doch auch an dieser Stelle nochmals: Die Operation ist ohnehin nur ein Mosaikstein in der gesamten Behandlung der Adipositas. Insbesondere Chirurgen rücken natürlich das Operationsverfahren deutlich in den Vordergrund, doch es ist nur ein Baustein auf dem Weg zum Erfolg.

Was aber können Sie nun tun, um herauszufinden, welches die beste Methode ist? Schließlich handelt es sich bei einigen Methoden auch um nicht mehr rückgängig zu machende Verfahren.

Hier meine Tipps:

Gehen Sie in ein Adipositas-Zentrum und lassen sich dort beraten. Natürlich hat jedes Zentrum ein bevorzugtes Verfahren, das sich aus Sicht des Zentrums und der dort tätigen Chirurgen am besten bewährt hat. Hat ein Chirurg eine bestimmte Methode A in großer Zahl durchgeführt und weitreichende Routine erlangt, so ist es relativ logisch, dass in seiner Hand diese Methode den größten Erfolg verspricht. Wird nun eine wissenschaftliche Studie von diesem Zentrum aufgelegt, in der seine Methode A mit den Methoden B und C verglichen wird, so wird seine Untersuchung mit ziemlicher Sicherheit herausfinden, dass sich Methode A als die Beste herausstellt. Wird eine ähnliche Studie von einem anderen Zentrum durchgeführt, das bisher die Methode B präferiert und es zu großer Routine gebracht hat, wird dieses Zentrum wahrscheinlich zu einem anderen Ergebnis gelangen.

Sie sehen also, auch solche Ergebnisse sind nicht unbedingt aussagekräftig. Achten Sie an dieser Stelle darauf, dass Sie nicht nur eine Operation, sondern ein individuell auf Sie persönlich abgestimmtes Gesamtpaket aus Operation, Vor- und Nachsorge erhalten.

Die zweite Möglichkeit ist, dass Sie „Dr. Google" befragen. Geben Sie bei Google die Stichwörter „Adipositas OP-Verfahren" ein. In der Regel erscheinen dann auf den ersten Plätzen Internet-Adressen hinter dem Wort „Anzeige". Hier handelt es sich um bezahlte Werbeeinblendungen. In diesem Fall lohnt sich die Mühe, die Adressen genauer anzuschauen. Auf Platz 1 stand im Jahr 2021 ein nach eigenen Angaben renommierter türkischer Arzt, der seine Dienste in Istanbul und anderen Ländern anbietet, und zwar zu einem für deutsche Verhältnisse unschlagbar günstigen Preis.

Es ist in der heutigen Zeit durchaus möglich, sich in ein Flugzeug zu setzen, 1000 km oder mehr zu fliegen, um dann an einem anderen Platz in dieser Welt eine Operation durchführen zu lassen, die in erfahrener Hand wenig Komplikationen nach sich zieht. Allerdings gibt es so gut wie keine Operation mit einem völlig komplikationslosen Verlauf.

Im Grunde können Sie Ärzten im Ausland genauso vertrauen wie Ärzten in Ihrer Heimat. Viel wichtiger als der Preis und eine schöne Website sind aus meiner Sicht allerdings folgende Fragen: Was passiert, wenn es nun doch zu einer Komplikation kommen sollte? Es mag nicht so häufig vorkommen, aber ist auch nicht völlig von der Hand zu weisen, dass es zum Beispiel einen Nahtbruch mit Bauchfellentzündung gibt, der eine erneute Operation mit intensivmedizinischer Therapie erfordert. Wer zahlt diese Behandlung, zumal sie sehr teuer werden kann? Gibt es eine zusätzliche Versicherung für solche Fälle? Und an wen wenden Sie sich, wenn Sie schon mehrere Tage zu Hause sind und dann auf einmal unerträgliche Schmerzen bekommen oder nicht mehr ordentlich essen und trinken können? Fliegen Sie dann unter Schmerzen zurück an den Ort der OP im Ausland? Oder gehen Sie doch in ein Krankenhaus in der Heimat? Falls eine erneute Behandlung oder sogar Operation notwendig werden sollte, wird diese dann von der deutschen Krankenkasse übernommen? Oder haben Sie dafür eine spezielle Versicherung abgeschlossen?

Ein weiterer Punkt erscheint mir ebenso wichtig, und zwar die Frage nach einer angemessenen, hochwertigen Vorbereitung und lebenslangen Nachsorge. Die Operation ist aus Sicht unseres Zentrums nur ein Mosaikstein in einer Gesamtbehandlung und Vehikel beziehungsweise unterstützendes Hilfsmittel für eine lebenslange Ernährungsumstellung. Bei vielen anderen Chirurgen steht die OP als alleinige Maßnahme weit im Vordergrund. Die Operation wird's schon richten.

Aus unserer Erfahrung sind die meisten Hausärzte außerhalb von Adipositaszentren wenig interessiert an der sorgfältigen Vorbereitung und Nachbehandlung von Adipositas-Patienten. Schließlich liegen solche Maßnahmen doch weit außerhalb ihres Budgets. Auch sind viele Ernährungsberater und Ökotrophologen wenig mit der Materie konfrontiert. Und was machen Sie, wenn Sie zwei Jahre nach der Operation wieder zunehmen?

Bedenken Sie all diese Punkte. Eine enge Verzahnung zwischen Chirurgie und Ernährungsmedizin ist unbedingt erforderlich, wenn Sie langfristig Erfolg haben möchten. Nicht nur in unserem Zentrum gibt es ein umfassendes Konzept, bestehend aus Vorbehandlung, Therapie und Nachsorge. Wir planen individuell, und beim Auftreten von Problemen werden Behandlung und Empfehlungen gemeinsam angepasst.

Vielleicht zeigt Google Ihnen auch Anzeigen von Fachkliniken für plastische und ästhetische Chirurgie, auf denen Sie strahlende Gesichter sehen, die Sie aus Vorher-Nachher-Bildern anlächeln. Die plastische Chirurgie spielt im therapeutischen Konzept für viele Patienten zwar eine große Rolle, empfehlenswert ist eine plastische Korrekturoperation jedoch erst frühestens etwa zwei Jahre nach einem Eingriff. Bei etwa einem Drittel der Patienten, die erfolgreich abgenommen haben, können im Nachgang Bauchdeckenreduktionen oder Hautstraffungen vorgenommen werden.

Von solchen Kliniken werden manchmal auch Wege zur Gewichtsreduktion durch nicht-operative, allerdings auch eingreifende Maßnahmen über den Weg einer Magenspiegelung beworben, wie zum Beispiel die Einlage eines Magenballons oder das Anfertigen eines „Schlauchmagens ohne Narben". In der Werbung heißt es dann „Keine Operation. Keine Schnitte." Unter bestimmten Voraussetzungen haben auch diese Verfahren durchaus ihre Berechtigung. Ein Magenballon wird in etablierten Adipositaszentren im Prinzip nur dann eingebaut, wenn Patienten so schwer sind, dass eine Operation technisch nicht möglich ist. Das Verfahren dient einer ersten Gewichtsreduktion, um dann später ein weiteres, bewährtes Verfahren durchführen zu können.

Ein Magenballon kann zu erheblichen Veränderungen der Magenwand führen, da sie fortwährend gereizt wird. Deswegen darf er nur für etwa sechs Monate im Magen bleiben, sonst könnte der Ballon noch größere Komplikationen nach sich ziehen. Falls dann zu einem späteren Zeitpunkt noch eine Operation durchgeführt wird, hat diese eine größere Komplikationsrate, da die Magenwand bereits verändert ist. Und was passiert übrigens, wenn der Ballon wieder entfernt wird? In der Regel nehmen die Patienten dann wieder zu, weil die Methode nicht nachhaltig ist und meistens nicht in ein komplexes ernährungsmedizinisches Konzept eingebaut wird. Der Erfolg ist also meistens nur vorübergehend.

Bei der Anlage eines Schlauchmagens mittels Magenspiegelung (POSE®-2-Endosleeve-Verfahren) handelt es sich um ein noch sehr experimentelles Verfahren, über das es kaum Ergebnisse gibt. Hier sollten Sie sich genau erkundigen, wie die Ergebnisse in der Institution sind, welche Nachbehandlung erfolgt und wer für den Eingriff aufkommt. Und es sei noch einmal erwähnt, dass es sich bei der Adipositas um eine Krankheit handelt, die mit Veränderungen im Stoffwechsel und dem Aufbau schwer beeinflussbarer Verhaltensmuster einhergeht. Nur durch einen Eingriff lassen sich diese begleitenden Umstände nicht beheben. Für einen nachhaltigen Erfolg müssen die Maßnahmen – ob minimal invasiv oder nicht invasiv – mit anerkannten ernährungsmedizinischen Behandlungsprinzipien verzahnt sein.

Wenn es so vielfältige Möglichkeiten in der Medizin angeboten werden, deutet das immer darauf hin, dass die eine, einzig erfolgreiche Methode noch nicht gefunden wurde. Es gab in der Vergangenheit Verfahren, die durchaus Erfolg hatten, die man aber heute aus guten Gründen nicht mehr durchführt. Hier ein Beispiel: Die laparoskopische Anlage eines Magenbandes führt direkt nach der Operation dazu, dass durch die Verengung im Mageneingangsbereich kaum noch Nahrung zugeführt werden kann. Die Patienten haben dadurch anfangs viel Gewicht verloren. Das Verfahren hat allerdings nicht zu einer Veränderung des Stoffwechsels geführt, und die Patienten litten weiterhin unter extremem Hunger. Diese Qual hat dazu geführt, dass einige Patienten ihre Torte püriert und dann getrunken haben. Außerdem sind die Magenbänder verrutscht und haben zu mechanischen Komplikationen geführt, sodass mittlerweile fast alle ursprünglich einmal eingesetzten Bänder wieder entfernt worden sind. Daher ist der Fortschritt der Medizin mittlerweile über das Magenband hinweggegangen.

Merke: Suchen Sie mit Hilfe einer Suchmaschine wie Google nach Informationen über die Behandlung der Adipositas, seien Sie bei Websites, für die geworben wir, besonders kritisch. Diese sind gekennzeichnet mit dem Begriff „Anzeige" in der Überschrift.

6.5 Aktueller Standard

Welches Operationsverfahren sind heute etabliert und welches ist denn nun das Beste? Am liebsten würden Sie auf diese Frage natürlich eine klare, unmissverständliche und für alle Patienten gültige Antwort bekommen, doch leider ist das nicht so einfach. Die Erfahrungen des einzelnen Zentrums spielen – wie soeben gelesen – eine große Rolle.

Wenn Ihnen das Folgende zu medizinisch erscheint oder wenn Sie die Erklärungen zu sehr stressen, können Sie dieses Kapitel ohne Weiteres überspringen. Auch wenn Sie hier im Buch nicht alles genau verstehen, müssen Sie keine Sorge haben, denn es wird Ihnen im Falle einer Operation nochmals mit Hilfe von Skizzen genauestens erklärt.

Weltweit haben sich inzwischen zwei Operationsverfahren durchgesetzt: Zum einen der Roux-Y-Magenbypass und zum anderen der Schlauchmagen sowie die ein oder andere Modifikation dieser Verfahren, wie der „Mini-Bypass" (Omega-Loop), SASI und SADI. Der Roux-Y-Magenbypass als ältestes Verfahren wird seit 1968 durchgeführt und gilt auch aktuell in etwas veränderter Form und mit minimalinvasivem Zugang (Knopfloch-Chirurgie: laparoskopisch) als Goldstandard. Er ist damit das am besten nachuntersuchte Verfahren und bietet allerlei Vorteile, vor allem bei Patienten, die gleichzeitig unter Sodbrennen leiden und Patienten, die einen Typ-2-Diabetes mellitus haben.

Beim Roux-Y-Magenbypass[2] (Abb. 6.1) wird mit einem Klammernahtgerät ein kleiner Vormagen (a) gebildet. Der Restmagen wird dabei nicht entfernt, sondern ausgeschaltet (Bypass heißt Umleitung) und bleibt im Bauch liegen, ohne dass er zukünftig mit Nahrung in Berührung kommt. Der Dünndarm wird etwa 50 bis 150 cm von seinem Eintritt in den Bauchraum aus gesehen durchtrennt. Die Länge dieses Verdauungs-Schenkels (c)

[2] Hier finden Sie eine einfache Video-Animation: https://youtu.be/crwxhKw6c-U.

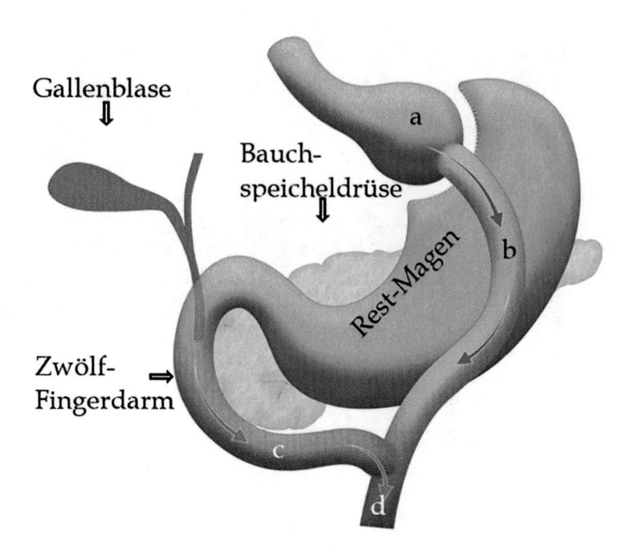

Abb. 6.1 Roux-Y-Magen-Bypass. **Vormagen a, Nahrungs-Schenkel b, Verdauungs-Schenkel c, gemeinsamer Schenkel d**

variiert von Zentrum zu Zentrum. Der Nahrungs-Schenkel (b), also der Anteil des Dünndarms, der dann zum Dickdarm weiterzieht, wird mit der kleinen Magentasche (a) verbunden (Magen-Dünndarmverbindung oder gastroenterale Anastomose). In den Verdauungs-Schenkel fließt der Magensaft aus dem Restmagen, außerdem die in der Leber gebildet Galle und der Saft der Bauchspeicheldrüsen. All diese Sekrete bilden den Verdauungssaft. Dieser fließt zunächst in Verdauungs-Schenkel, ohne mit Nahrung in Kontakt zu kommen. Der Nahrungs-Schenkel wird nun in einer Distanz von 50 bis 100 cm vom Restmagen aus gesehen eröffnet und hier in einer Y-förmigen Verbindung – daher der Name – mit dem Verdauungs-Schenkel verbunden (Dünndarm-Dünndarm-Verbindung oder entero-enterale Anastomose). Erst jetzt vermengen sich Nahrung und Verdauungssaft, und es können dann im sogenannten gemeinsamen Schenkel (d) bis hin zum Dickdarm Nährstoffe, Mineralien und Vitamine aus der Nahrung herausgelöst und in die Blutbahn abgegeben werden. Es sind somit zwei Verbindungen (Anastomosen) notwendig.

Beim Schlauchmagen[3] (Abb. 6.2) hingegen werden etwa 80 % des Magens in Längsrichtung mit einem Klammernahtinstrument abgetrennt und gleichzeitig verschlossen. Dadurch beträgt das Magenvolumen nur noch 20 %. Der abgetrennte Magenanteil wird unwiederbringlich aus dem Bauchraum entfernt (a). Dieses Verfahren wird mittlerweile weltweit am meisten durch-

[3] Hier finden Sie eine einfache Video-Animation: https://youtu.be/emp3HCgodoI.

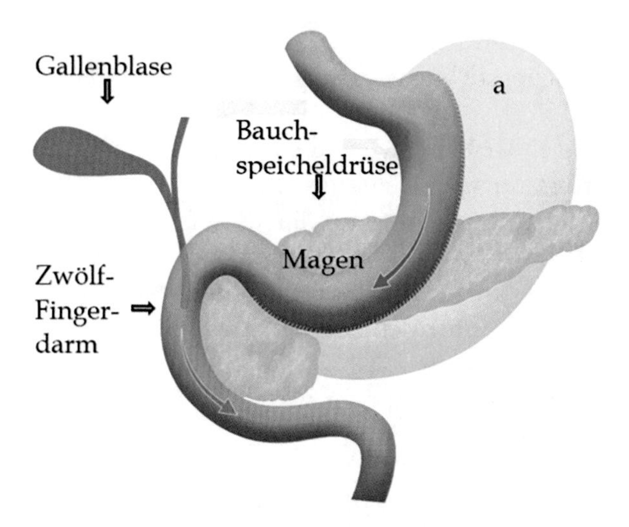

Abb. 6.2 Schlauchmagen. **Entfernter Restmagen a**

geführt und hat den älteren Magenbypass insofern zahlenmäßig überholt. Der Schlauchmagen ist für den Chirurgen technisch deutlich einfacher durchzuführen, zumal er keinerlei Verbindungen schaffen muss und der Magen lediglich mit einem Klammernahtinstrument (Stapler) abgetrennt wird. Der Chirurg benötigt nur etwa die Hälfte der Operationszeit.

Mittlerweile ist auch in Deutschland eine umfangreiche wissenschaftliche Aktivität entstanden, um zu zeigen, dass der Schlauchmagen als leichter durchzuführender Eingriff genauso gute, vielleicht sogar bessere Resultate bringt als der Magenbypass. Dass solche Vergleichsstudien zu systematischen Fehlern neigen, wurde bereits an anderer Stelle erwähnt.

Schauen Sie nun in andere medizinisch hoch entwickelte Länder, in denen die Medizin nicht so sehr dem Konkurrenzkampf unterliegt und bestimmte Operationen daher in großen Zentren durchgeführt werden, wie beispielsweise die Niederlande, dann werden Sie sehen, dass hier der für den Chirurgen etwas kompliziertere und aufwendigere Bypass eindeutig präferiert wird. Auch viele Ernährungsmediziner in Deutschland präferieren den Magenbypass. Dennoch gibt es natürlich auch für den Schlauchmagen gute Indikationen, und insbesondere chirurgisch dominierte Zentren tendieren zur Durchführung des Schlauchmagen-Verfahrens.

Diese Ausführungen sollen keine eindeutige Stellung zu der Frage nehmen, welches Verfahren nun das Beste ist. Es sind lediglich einige Gedanken zusammengetragen, die Sie dazu befähigen sollen, die Ärzte in Ihrem Adipositas-Zentrum mit bestimmten gezielten Fragen zu konfrontieren. Falls diese Fragen dann zu Ihrer vollen Zufriedenheit beantwortet werden, kann ein Vertrauensverhältnis aufgebaut werden. Das ist aus meiner Sicht möglicherweise die wichtigste Voraussetzung für die erfolgreiche Behandlung von Adipositas.

Beispielhaft noch weitere Fragen, die Sie dem Chirurgen, der Chirurgin oder dem Zentrum Ihrer Wahl stellen sollten:

Wie viele Operationen führen Sie durch? Wie viele davon als Schlauchmagen, wie viele als Bypass und wie viele mit anderen Verfahren?

Falls Sie – was bei adipösen Menschen häufig ist – unter Sodbrennen leiden: Wie wirkt sich Ihre Methode auf mein Sodbrennen aus? Gibt es Alternativen?

Bei Typ-2-Diabetes mellitus: Wie wirkt sich Ihre Operation auf meine Zuckerkrankheit aus?

Merke: Durch den Vergleich von Nutzen und Risiko haben sich international zwei Operations-Verfahren und deren Varianten durchgesetzt: der Roux-Y-Magenbypass und der Schlauchmagen.

6.6 Was bewirken die Operationen?

Dieser Abschnitt ist für die Leser gedacht, die etwas mehr über die Auswirkung der Operationen auf unseren Stoffwechsel wissen möchten.

Früher dachte man, dass vor allem die Verminderung der Nahrungsmittelmenge durch den deutlich verkleinerten Magen („Restriktion") ausschlaggebend sei. Schließlich kann ein Schlauchmagen, bzw. der kleine Vormagen des Magenbypasses allenfalls noch 20 % der normalen Menge an Essen aufnehmen. Und man dachte, dass die Nahrungsmittel, bzw. die Nährstoffe nach einer Operation nicht mehr so gut von der Blutbahn aufgenommen werden. Auch das ist richtig. Diese „Malabsorption" führt ja auch dazu, dass bestimmte Vitamine nicht mehr so gut aufgenommen werden.

Mittlerweile wissen wir aber auch, dass die beiden Wirkmechanismen, also die verkleinerte Nahrungsmittelmenge, die aufgenommen werden kann und die veränderte Aufnahmefähigkeit des Organismus zwar eine Rolle, nicht aber die größte spielen. Was macht dann den Erfolg der Operation aus?

Wie schon zuvor beschrieben, wissen wir heute, dass sich unser Magen-Darm-Trakt in einer ständigen Auseinandersetzung mit unserem Gehirn befindet und beide fortlaufend miteinander kommunizieren (Abb. 6.3). Und wie verständigen sie sich? Hier ist nicht Ihr Magenknurren gemeint, das Ihnen sagt, dass Sie essen sollen. Nein, die Kommunikation erfolgt geräuschlos,

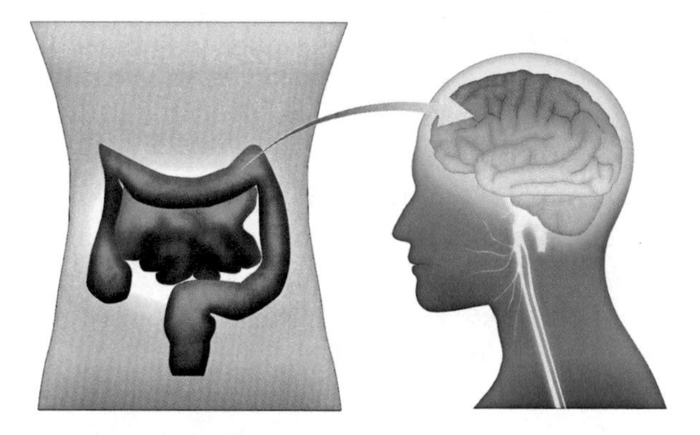

Abb. 6.3 Kommunikation **zwischen Darm und Hirn**

indem zum Beispiel im Magen-Darm-Trakt Hormone freigesetzt werden, die dann vom Gehirn registriert werden und eine Reaktion wie Hunger oder Sättigung auslösen.

Und genau in diese Kommunikation greift die Operation ein. Es kommt zu einer veränderten Hormonausschüttung, sodass Nerven und Gehirnareale und damit auch Verhaltensweisen beeinflusst werden. All dies hat nach einer erfolgreichen Operation einen „zentralen Effekt", der an Wichtigkeit kaum zu unterschätzen ist. Die Operierten haben nämlich ein reduziertes Hungergefühl und meistens nach einer Mahlzeit seit langem zum ersten Mal wieder das Gefühl von Sättigung und anhaltendem Sattsein. Außerdem ändern sich Geschmacks- und Geruchsempfinden, beispielsweise wird Süßes als „unangenehm süß" empfunden. Wie wird das erreicht?

Eine wichtige Funktion spielt ein kleines Hirnareal, der sogenannte **Hypothalamus**. Hier werden die Energieaufnahme und der Energieumsatz reguliert. Befindet sich das System um den Hypothalamus herum im Gleichgewicht, dann ist auch eine gewisse Stabilität des Gewichtes gewährleistet. Unser System schützt uns sehr zuverlässig vor Gewichtsverlust (siehe auch Seite 23), aber kaum vor Gewichtszunahme. In der gesamten Menschheitsgeschichte war es bisher wichtiger, vor dem Hungertod geschützt zu werden als vor einem dauerhaften Überangebot an Nahrung. Von den zwei „Sättigungshormonen" **GLP-1** und **PYY** haben wir schon in vorhergehenden Kapiteln gehört. Sie werden von Zellen der Schleimhaut des hinteren Dünndarms hergestellt und in die Blutbahn freigesetzt, wenn diese in Kontakt mit Nahrung kommen. Wenn sie in der Blutbahn in hoher Konzentration vorhanden sind, so signalisieren sie dem Hypothalamus, dass genügend Nahrung aufgenommen wurde. Dieser senkt das Hungergefühl und lässt ein Gefühl der Sättigung einsetzen. Das hat logischerweise den Sinn, die Nahrungsaufnahme zu stoppen und die Mahlzeit zu beenden.

Vor allem beim Magenbypass kommt es über eine schnelle Magenentleerung und die Überbrückung der vorderen Dünndarmabschnitte zu einem verstärkten Kontakt der hinteren Darmwandanteile mit Nahrungsbestandteilen, wodurch besagte Sättigungshormone in höherem Maße ausgeschüttet werden. Es gibt auch in einigen Fällen Patienten, die nicht so sehr mit einer Erhöhung dieser Hormone im Blut antworten und die dann folgerichtig mit einer geringeren Gewichtsabnahme antworten (Poor-Responder). Das ist ein wichtiger Grund dafür, dass zwar die meisten, nicht aber alle Menschen in gleicher Weise von dem chirurgischen Eingriff profitieren.

Bei der Schlauchmagen-Operation spielt neben der Magenverkleinerung um etwa 80 % ihr Einfluss auf das „Hungerhormon" **Ghrelin** eine bedeutende Rolle. Durch die Entfernung großer Magenwandanteile werden auch die Bildungsstätten dieses appetitanregenden Hormons beseitigt.

Ein weiterer positiver Faktor für die Gewichtsabnahme, vor allem aber für die Aufrechterhaltung eines niedrigen Körpergewichtes, ist die Beibehaltung des Energieumsatzes nach der Operation. Normalerweise antwortet doch der Körper auf eine Diät wie beschrieben mit einer Herabsetzung des Grundumsatzes, da er nicht zwischen Diät und Hungersnot unterscheiden kann. Im Grunde meint es unser System gut mit uns und will uns vor dem Hungertod schützen. Wie wir schon gehört haben, ist dieser Mechanismus für den berühmten Jojo-Effekt verantwortlich. Wenn man nach einer Bypass-Operation abnimmt, bleibt im Gegensatz dazu der Grundumsatz eher hoch. Auf diese Weise kann durch die verminderte Kalorienaufnahme auch ein kontinuierlicher Gewichtsverlust über längere Zeit aufrechterhalten werden, ohne dass dieser Prozess durch Herabsetzung des Grundumsatzes aufgehalten wird. Der Frust bleibt aus, es muss nicht zu einem Jo-Jo-Effekt kommen.

Auffällig ist außerdem, dass Patienten mit Adipositas im Gegensatz zu normalgewichtigen Patienten deutlich weniger Gallensäuren im Blut aufweisen. Sowohl im Tiermodell als auch beim Menschen kommt es nach einer Operation zu einem Anstieg dieser Gallensäuren. Es ist bekannt, dass sie ebenfalls den Energieumsatz beeinflussen und dafür sorgen, dass er hoch bleibt. Zudem können auch Gallensäuren die Zellen im hinteren Dünndarm so anregen, dass diese vermehrt die „Sättigungshormone" **GLP-1** und **PYY** herstellen. Also haben auch die Gallensäuren eine wichtige Funktion im Zusammenspiel zwischen dem Magen-Darm-Trakt und verschiedenen Organen, die maßgeblich für das Insulin und den Zuckerstoffwechsel verantwortlich ist und die durch eine Operation positiv im Sinne der Gewichtsabnahme beeinflusst wird.

Es gibt noch einen dritten Faktor, der ebenfalls noch nicht hinreichend untersucht worden ist, nämlich der Einfluss des Magenbypasses auf das sogenannte „Mikrobiom". Dabei handelt es sich um die bakterielle Zusammensetzung des Stuhls im Dickdarm. Aus Untersuchungen an Mäusen weiß man, dass adipöse Mäuse einen veränderten bakteriellen Darminhalt haben. Wenn man diesen Darminhalt nun in schlanke Mäuse hineinbringt, so nimmt deren Essensmenge zu und ihr Körpergewicht steigt an. Auch beim Menschen weiß man, dass sich das Mikrobiom nach einer Adipositas-Operation verändert, allerdings zum Guten.

Es gibt noch einen weiteren Aspekt im Verhalten von Menschen nach der Operation, deren Gründe nicht ganz klar sind. Patienten berichten davon, nicht nur weniger, sondern qualitativ auch andere Nahrungsmittel zu essen. „Ganz von allein" reduzieren sie ihren Konsum von fett- und kohlenhydratreichen Mahlzeiten.

Merke: Neben einer Verminderung der möglichen Nahrungsmenge und einer Beeinträchtigung der Aufnahme von Nährstoffen sind vor allem das verminderte Hungergefühl und das Ausbleiben des Jojo-Effektes für die Wirkung der Operation verantwortlich.

7

Die Nachsorge

Doch nicht nur die Art der Operation und deren Durchführung, sondern auch die Nachsorge im Anschluss an eine Operation ist absolut wichtig. Nach Ihrer Operation sind verschiedene Dinge zu beachten. Viele operierte Personen leiden unter einem Vitamin- und Proteindefizit, wenn sie nicht darüber aufgeklärt wurden, dass sie bestimmte Nahrungsmittel und Zusätze ergänzend zu sich nehmen müssen. Sie können nach der Operation nicht einfach so weitermachen wie bisher. Sie müssen Ihr Leben ändern, sonst nützt Ihnen die Operation auch nichts.

Hierzu eine kurze Geschichte. Ein Herr, nennen wir ihn Tom, hatte sich der Operation eines Magenbypasses unterzogen. Seit der Operation litt er an Blähungen, war immer müde und hatte Probleme mit der Essensauswahl. Er hatte zwar die Operation durchführen lassen und auch zahlreiche Kilos abgenommen, doch wohl fühlte er sich nicht. Das Problem war: Er wollte sein Leben genauso weiterleben, wie zuvor. Doch, Stopp! Wenn Sie bis hierhin aufmerksam gelesen haben, werden Sie verstanden haben, dass genau das nicht möglich ist.

Nach Ihrer Operation ist es wichtig, verschiedene Dinge zu beachten. Viele operierte Personen leiden unter einem Vitamin- und Proteindefizit, wenn sie nicht darüber aufgeklärt wurden, dass sie bestimmte Nahrungsmittel und Zusätze ergänzend zu sich nehmen müssen. Sie können nach der Operation nicht einfach so weitermachen wie bisher. Sie müssen Ihr Leben ändern, sonst nützt Ihnen die Operation auch nichts. Tom erhielt also eine Diätberatung sowie Vitamine und Proteine und schon nach kurzer Zeit ging es ihm besser.

Nach der Operation benötigen Sie eine regelmäßige Nachsorge und müssen zu Ihrem Ernährungsmediziner gehen. Sie müssen anders essen als vorher. Meist nehmen Sie nur noch kleinere Mahlzeiten mit einem hohen Eiweiß-

R. Horstmann, *Raus aus der Adipositas*, https://doi.org/10.1007/978-3-662-65808-6_7

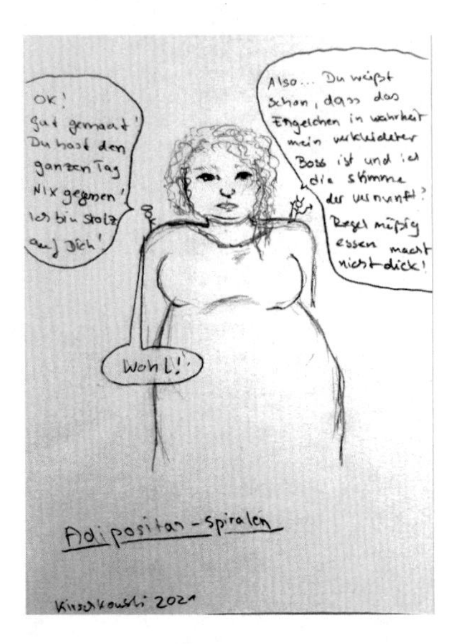

Abb. 7.1 „Adipositas-Spiralen" ***von Katharina Kirschkowski***

anteil zu sich, da Sie ja Fett und nicht Muskulatur verlieren möchten. Das Eiweiß sorgt dafür, dass Ihre Muskulatur erhalten bleibt. Viele Fragen bleiben oder treten immer wieder aufs Neue auf, wie an der folgenden Karikatur einer ehemaligen Patientin zu sehen ist (Abb. 7.1).

Frau Kirschkowski ist heute 33 Jahre alt und bekam im Juli 2019 einen Magenbypass, hat eineinhalb Jahre später 41 kg abgenommen, leitet mittlerweile eine Selbsthilfegruppe und kennt die Notwendigkeit der lebenslangen Nachsorge aus eigener Erfahrung.

In ihrer Karikatur „Adipositas-Spiralen" zeigt sie, wie ihr innerer Kommentator (siehe auch Kapitel 3), mal als „Engelchen" und mal als „Teufelchen", versucht, auch nach der Operation Einfluss zu nehmen und für Verwirrung zu sorgen. Es ist dann so wichtig, mit Hilfe einer Ernährungsberatung (Diätassistent, Ökotrophologe) des Vertrauens immer wieder Klarheit zu bekommen.

> Merke: Eine Operation sollte nur dann durchgeführt werden, wenn die Nachsorge geklärt und möglichst bereits konkret ein Termin vereinbart worden ist.

7.1 Aus der täglichen Praxis: Essen und Trinken

Es ist natürlich für alle sehr interessant, wie es nach der Operation dann konkret weitergeht. Schließlich haben wir ja gelernt und immer wieder gehört, dass es mit einer Operation allein nicht getan ist, sondern dass dann erst der Weg **„Raus aus der Adipositas"** beginnt; ein Weg, auf dem sich vor allem die vielen Begleit- und Folgeerkrankungen der Adipositas verbessern oder sogar verschwinden und schon deswegen ein gesünderes und vitaleres Leben möglich ist.

Ganz praktisch gesehen stellen wir uns also vor, dass ein Patient, bzw. eine Patientin soeben operiert wurde und noch etwa drei Tage im Krankenhaus verbringen muss. In dieser Zeit gibt es lediglich Wasser und Tee zu trinken und eben noch nichts Festes zu essen, da die neu geschaffenen Verbindungen zwischen dem Magen und dem Darm erst heilen müssen.

Der erste Termin beim Ökotrophologen, bzw. bei der Diätassistentin liegt normalerweise innerhalb der ersten drei Wochen nach der Operation. Am besten ist dieser Termin bereits vor der Operation vereinbart worden um sicherzustellen, dass er in der sogenannten „breiigen und flüssigen Phase" stattfindet. Die Patienten nehmen also in den ersten drei Wochen nach der Operation eben ein solches weiches und breiiges Essen zu sich und haben bereits Tipps im Rahmen der Ernährungsberatung bekommen, wie man diese Mahlzeiten zubereitet, was bereits gegessen werden kann und welche weiteren Möglichkeiten es gibt, eine angemessene Nährstoffmenge aufzunehmen.

Nun haben viele ja vor der Operation sehr viel gegessen und können sich noch schwer vorstellen, wie das Überleben mit einer solch geringen Nahrungsmenge überhaupt möglich sein kann. Unvorstellbar aber wahr: tatsächlich ist der Hunger weitestgehend nicht mehr da. Das heißt also, die Patienten sind operiert und von einem Tag auf den anderen ist das Hungergefühl bei den allermeisten verschwunden – vielleicht eine der wichtigsten Auswirkungen der Operation. Früher dachte man, dass die Magenverkleinerung vor allem dafür sorgt, dass „nicht mehr soviel Essen hineinpasst" und so die erhoffte Gewichtsabnahme verursacht wird. Heute wissen wir, dass durch die Operation bestimmte Hormone vermehrt, andere vermindert gebildet werden. Diese hormonelle Veränderung beeinflusst die Kommunikation, also die Unterhaltung zwischen Bauch und Kopf, und zwar dahingehend, dass Patienten erst einmal keinen Hunger mehr haben.

Gerade für sehr adipöse Menschen mit der Gewohnheit, in kurz aufeinanderfolgenden Zeitabständen große Mengen an Essen aufzunehmen, ist es schwer verständlich, dass genau dieser permanent quälende Hunger nach der Operation weg sein soll. Viele Betroffene berichten daher, dass in die ersten drei Wochen nach der Operation ihr Kopf sehr harte Arbeit zu verrichten habe. Der Magen sagt ihnen, dass nichts mehr reinpasst. Der Verstand sagt ihnen, dass sie vorsichtig sein müssen mit dem, was sie essen. Und dann ist da noch die Stimme der Gewohnheit: „Das haben wir aber immer so gemacht, also los, hau es weg." Diese Umstellung ist für die operierten Patienten eine große Herausforderung.

Nun sollte man wegen des verschwundenen Hungers aber auch nicht auf die Idee kommen, mit einer ganz radikalen Ernährungsumstellung, möglicherweise einer Art Null-Diät, seine Ziele schneller erreichen zu können. Denn gerade in dieser Phase des Abnehmens benötigt der Mensch Nährstoffe, so dass es sehr wichtig ist zu essen. Da die Mengen aber sehr klein sind, ist es umso wichtiger auf die Qualität des Essens zu achten. Genau das ist auch die Aufgabe der Ernährungsberatung direkt nach der Operation, nämlich herauszufinden was gegessen wird und entsprechende Empfehlungen zu geben. So kann ein Patient nicht einfach mit einer vertrauten Low Carb-Diät weitermachen. Vielmehr muss darauf geachtet werden, dass die Proteinmenge gut passt und angemessen dosiert ist. So ist es häufig besonders zu Beginn sehr sinnvoll, die Eiweißzufuhr in Form von einem Pulver in Nahrung oder Getränke hineinzumischen. Mit einer Null-Diät würden solche Nährstoffe gänzlich fehlen. Auch wenn es sich etwas kurios anhört, dennoch gilt: *Wer abnehmen will, muss essen.* Für eine ausreichende Eiweißzufuhr kann man auf ein geschmacklich neutrales Molkenprotein in Pulverform zurückgreifen, da die Proteinmenge, die über die normale Ernährung nach einer Operation aufgenommen werden kann, zu gering ist und somit zu einem Muskelabbau führen würde. Und genau das wollen wir ja vermeiden. Es soll ja Fett und nicht in erster Linie Muskulatur reduziert werden.

Aber auch Kohlenhydrate und auch Fett dürfen nicht auf null gedreht werden. Die richtige Mischung zu finden, ist die wichtigste Aufgabe von Diätassistenten und Ökotrophologen in der Nachsorge.

Übrigens sollte man keine Eiweiß-Shakes, die z. B. in Fitness-Studios verkauft werden, zu sich nehmen. Sie werden zwar auf der Grundlage von Molkenproteinen produziert, enthalten allerdings Süßstoffe in recht hoher Konzentration und sind daher schädlich. Bereits vor der Operation haben Patienten ja gelernt, sich von der Geschmacksrichtung süß zu verabschieden und sind darauf hingewiesen worden, dass Süßstoffe eine negative Wirkung haben. Diese Entwöhnung wird nach der Operation noch extremer, weshalb auch viele Patienten solche gesüßten Pulver als extrem unappetitlich empfinden. Besser hingegen ist ein geschmacksneutrales Pulver, das man außerdem in verschiedenen Varianten dem Essen hinzufügen kann. Es geht bei der Reduktion des Zuckers nicht nur um eine Kalorien-Reduktion, sondern auch um eine Umgewöhnung von einer erheblichen Süßlastigkeit im Geschmack zu einem Geschmacksempfinden für eine natürliche Süße. Insofern ist das Hinzufügen von Süßstoff keine sinnvolle Alternative.

Wir bevorzugen bei unseren Empfehlungen also ein geschmacksneutrales Molkenproteinpulver zu verwenden, das für längere Zeit Speisen und Getränken zugemischt werden kann. Da es nicht für alle Ewigkeit eingesetzt werden muss, ist es auch die Aufgabe der ordentlichen Nachsorge wiederholt zu prüfen, wie viel Protein der Patient, bzw. die Patientin noch hinzufügen muss. Es wird immer wieder darauf geschaut, was Patienten gegessen haben und es wird immer wieder die Menge so angepasst, dass es ausreicht. Im Laufe der Monate nach der Operation wird die Nahrungsaufnahme immer etwas größer, demzufolge müssen wir auch die Supplementierung, also die Beimengung von Ergänzungsmitteln, immer etwas verändern und anpassen. Es wird bewusst darauf geachtet, wie das Pulver reduziert und wann es weggelassen werden kann, denn es soll ja nicht dauerhaft eingenommen werden.

Man sieht daran, dass die Nachsorge nicht nur an einem Termin durchgeführt werden kann, sondern dass regelmäßige Sitzungen nötig sind. Somit ist es möglich, unmittelbar einzugreifen, sobald Probleme auftauchen. Auf diese Weise wird das Operationsergebnis deutlich verbessert. Außerdem gibt ein solches Programm dem Patienten durch einen festen Ansprechpartner große Sicherheit. Die Termine müssen dann mit der Zeit meist nicht mehr so eng getaktet werden.

Ein spezielles Problem, über das nach Operation berichtet wird, ist das sogenannte „**Dumping**". Dabei kann es dem Patienten sehr schwindelig und übel werden, bis zur selten auftretenden Ohnmacht. Es gibt zwei Arten von Dumping. Beim Frühdumping kommt es zu einer Sturzentleerung aus dem kleinen Restmagen, sodass die Nahrung mit Flüssigkeit schnell in den Dünndarm gelangt und eine große Menge von Flüssigkeit aus der Blutbahn in den Darm gezogen wird. Dadurch findest sich in der Blutbahn zu wenig „Volumen", das dann dem Gehirn fehlt.

Die zweite Art ist das sogenannte Spätdumping. Dabei findet meist durch das Essen von Süßem eine große Insulinausscheidung statt, wodurch der Blutzuckerspiegel stark absackt und dem Patienten aus diesem Grund schwindelig wird. Diese Situationen werden selbstverständlich jedem Patienten im Vorfeld klar und deutlich erklärt, und zwar so klar, dass die meisten einen großen Respekt vor dieser Situation haben. Betroffenen wird nämlich nicht nur schwindelig bis hin zur Ohnmacht, die Situation ist auch begleitet von einer starken Übelkeit. Sie wollen sich dann erst einmal hinsetzen oder am liebsten hinlegen. Es handelt sich um eine als äußerst unangenehm empfundene Situation. Da man durch die Art der Nahrungszufuhr das Dumpingsyndrom in den meisten Fällen beeinflussen oder zum Verschwinden bringen kann, haben viele Patienten es verstanden, ihre Zuckerzufuhr anzupassen und die Geschwindigkeit der Nahrungsaufnahme zu verändern und auf Trinken beim Essen zu verzichten, sodass man mit diesen Maßnahmen erheblich die Frequenz dieser Komplikation reduzieren kann. Die Menschen achten dann selbst bewusst darauf, weniger süß zu essen. Falls dann doch einmal ein sogenannter „Diätfehler" auftreten sollte, wissen die Patienten in der Regel schon sehr gut, warum ihnen schwindelig geworden ist. Vorab schon mal ist klar, dass stark gesüßte Getränke keinen Platz mehr in der Ernährung haben. Schließlich können sie zu dem gerade beschriebenen Dumpingsyndrom führen, außerdem ist es eminent wichtig von dem stark artifiziell zugesetzten Geschmack süß zu einem natürlich vorkommenden Süßempfinden zu gelangen. Zusätzlich findet sich in dem kleinen Restmagen nun nicht mehr so viel Platz für Essen und Flüssigkeit zur gleichen Zeit.

Auch für Normalgewichtige ist es besser, Getränke nicht zusammen mit dem Essen einzunehmen, da sich dadurch jedwedes Essen zu einem Brei formt und die Nahrungspassage deutlich schneller von statten geht. Auch für nicht operierte Menschen ist es von Vorteil zum Essen nicht zu trinken, weil sie damit gewährleisten können, erstens besser zu kauen und zweitens insgesamt auch langsamer zu essen.

Zwischen den Mahlzeiten kann man immer etwas trinken, am besten natürlich Wasser ohne Kohlensäure. Im Laufe der Zeit kann sich das durchaus ändern. Einige Patienten berichten zum Beispiel, dass sie ein Jahr nach der Operation durchaus einen Kaffee zum Frühstück trinken können, viele aber gewöhnen sich einfach daran, Essen und Trinken zu trennen und behalten dies bei. Das mag für Menschen, die sich noch nie damit befasst haben, schwer nachvollziehbar klingen, aber für operierte Menschen ist es Alltag und stellt in der Regel kein großes Problem dar. Sie trinken etwas und merken, dass der kleine Vormagen beim Magenbypass oder der Magenschlauch voll sind. Dann warten sie, bevor sie etwas essen.

Merke: Nach der Operation beginnt das neue Leben ohne Hunger, mit kleineren Portionen und mit Verzicht auf Trinken zum Essen und Süßes. Wer die Vorgaben missachtet, den bestraft sein Körper. Eine ausreichende Eiweißzufuhr ist in dieser Phase sehr wichtig.

7.2 Warum hilft die OP nicht jedem in gleicher Weise?

Wie ich bereits beschrieben habe, greift die Operation in den Hormonhaushalt und die Kommunikation zwischen Magen-Darm-Trakt und Gehirn ein. Da jeder Mensch individuell ist, ist auch die Wirkung des Eingriffes bei jedem Menschen unterschiedlich. Einige reagieren etwas stärker, andere eher etwas schwächer. Diese Menschen nennen wir „Poor Responder“. Ihr Körper spricht einfach nicht so gut auf die Operation an. Sie erzielen also nicht so gute Ergebnisse bei der Abnahme wie andere Personen.

Doch auch für diese Menschen gibt es Lösungen, und wir können auch diesen Personen weiterhelfen, nach der Operation das beste Ergebnis für sich herauszuholen. Unsere Patientinnen und Patienten sollen sich in ihren Körpern wieder wohlfühlen. Es geht gar nicht darum, nach der Operation zum Covergirl oder Dressman zu werden. Ästhetik steht ohnehin für die Meisten nicht im Vordergrund. Natürlich ist es auch wichtig, dass die operierten Personen sich wieder gerne im Spiegel ansehen, doch das ist nicht das einzige Ziel der Operation. Es geht vor allem darum, gesund zu werden und zu bleiben.

An dieser Stelle möchte ich noch auf ein Problem eingehen, das an dieser Stelle entstehen kann, auch wenn es selten vorkommt. Ich möchte hier ganz ehrlich zu Ihnen sein. Wie eben schon erwähnt, gibt es Menschen, die nach der Operation zwar abnehmen, aber aus ihrer Sicht deutlich zu wenig. Sie fühlen sich zwar besser, denn auch sie haben einige Kilos weniger, doch die erzielte Abnahme reicht ihnen nicht aus. Dadurch sind sie dann enttäuscht. In diesen Fällen schauen unsere Experten im Adipositaszentrum ganz genau hin. Halten sich diese Personen an die vorgegebenen Ernährungspläne? Gibt es äußere Faktoren, die einer erfolgreichen Abnahme im Weg stehen? Manchmal merken wir im Gespräch mit den Patientinnen und Patienten, dass die täglichen, vermeintlich kleinen Sünden größer sind, als sie es sich selbst eingestehen möchten.

Und jetzt möchte ich es auch ganz deutlich sagen: Zunehmen können Sie trotz Operation weiterhin oder nach einiger Zeit erneut! Auch ein Schlauchmagen kann sich ordentlich ausdehnen und trotz Magenbypass können Sie wieder zunehmen, wenn Sie nicht aufpassen.

In solchen Fällen gibt es die Möglichkeit zu Folgeoperationen, die aber nicht die Regel sind. In unserem Adipositaszentrum setzen wir in solchen Fällen auf eine gezielte ernährungsmedizinische Nachbehandlung. Damit lassen sich die meisten Probleme zufriedenstellend in den Griff bekommen.

Was viele allerdings unterschätzen, sind die Einflüsse von außen. Deshalb ist es wichtig, den Partner oder die Partnerin und gegebenenfalls auch andere Personen aus dem engeren Umfeld frühzeitig in den Prozess mit einzubinden. Vielleicht sind Sie unzufrieden mit Ihrer Figur, doch Ihr Partner oder Ihre Partnerin findet Sie gut so wie Sie sind? Stelle Sie sich nun vor, Sie nehmen reichlich ab, sehen aus und fühlen sich wie ein neuer Mensch. Unter Umständen kann es dazu führen, dass Ihr Partner oder Ihre Partnerin Sie nicht mehr wiedererkennt und Probleme mit Ihrem neuen Ich hat. Aus diesem Grund ist es besonders wichtig, Ihr Umfeld in Ihre Entscheidung miteinzubeziehen. Doch auch das ist wichtig: Wenn Sie den Weg der Operation gehen möchten und es Ihr absoluter Wunsch ist, Ihr Leben zu verändern, dann sollten Sie sich von nichts und niemandem dabei aufhalten lassen. Es geht um Ihre Gesundheit und Ihr Leben!

Merke: Bei manchen Patienten ist die unterstützende Wirkung der Operation weniger ausgeprägt, manche Patienten fallen unbemerkt in alte Gewohnheiten zurück – wichtig ist, dass Sie für solche Probleme immer einen Ansprechpartner haben. Deswegen ist Nachsorge so wichtig.

7.3 Aus der täglichen Praxis: Getränke und Ergänzungsmittel

Wir haben uns bereits ausgiebig mit den Haupt- oder auch Makronährstoffen, zu denen Kohlenhydrate, Fett und Eiweiß gehören, beschäftigt. Sie sind es, die dem Körper im wahrsten Sinne des Wortes zusetzen. Deren Menge und Zusammensetzung in der Nahrung entscheiden darüber, ob Sie dick werden und ob Sie ausreichend abnehmen können. Denn sie sind es, die Ihrem Körper Energie zuführen und die Kalorien mitbringen.

Nun gibt es noch weitere Nährstoffe, die möglicherweise nach einer Operation vom Körper nicht mehr so gut aufgenommen werden. Diese Mikronährstoffe haben in der Regel keinen Brennwert und somit keine Kalorien. Im Stoffwechsel sind sie jedoch an zahlreichen Vorgängen beteiligt und für einen reibungslosen Ablauf notwendig. So benötigt unser Körper sie für das Zellwachstum, die Erneuerung von Haut, Knochen, Muskulatur und Blutkörperchen sowie für eine normale Funktion des Nervensystems. Es handelt sich dabei um Vitamine und Mineralstoffe (z. B. Calcium, Zink, Eisen, Folsäure, Selen) mit eher spezielle Aufgaben, was jedem einzelnen Nährstoff eine unverwechselbare Wichtigkeit verleiht. Die Aufgabe eines Stoffes kann nicht von einem anderen übernommen werden. Darüber hinaus unterscheidet sich auch die empfohlene Verzehrmenge zwischen den verschiedenen Mikronährstoffen. Im Vergleich zu den Makronährstoffen bewegen sich die Verzehrmengen in einem sehr kleinen Rahmen (in Mikrogramm statt Gramm oder Kilogramm). Der Großteil der Mikronährstoffe kann vom Körper nicht gespeichert werden und wird noch dazu schnell vom Körper abgebaut. Deshalb ist es wichtig auf eine optimale Versorgung zu achten.

Sowohl bei einem Schlauchmagen als auch nach einem Magenbypass müssen bestimmte Mikronährstoffe, also Vitamine und Mineralstoffe, fortan lebenslang zugeführt werden (Abb. 7.2). Empfohlen werden Multivitaminpräparate, mit einem besonderen Augenmerk auf Vitamin D, Vitamin B12 und den Mineralstoff Calcium. Und zwar geschieht das im Speziellen für den Knochenaufbau und zur Vorbeugung von Blutarmut. Bei den Ernährungsmedizinern oder auch vom Hausarzt muss insbesondere der Vitamin B12-

• **Vitamin B12:**	Alle drei Monate i. M.
• **Vitamin D:**	Mind. 1.000 – 2.000 i. E. pro Tag
• **Multivitamine:**	100 – 200 % des tägl. Bedarfs
• **Calcium:**	1.000 – 2.000 mg pro Tag
• **Zink:**	Nach Bedarf
• **Eisen:**	Nach Bedarf

Abb. 7.2 Erhöhter Vitamin- und Mineralbedarf **nach der Operation**

Status und der Vitamin D-Status einmal im Jahr kontrolliert werden. Darüber hinaus wird abgefragt, ob die Vitaminpräparate auch konsequent eingenommen werden.

Immer wieder kann man hören, dass Hausärzte nach einer Überprüfung des Vitamingehaltes im Blut von einer weiteren Einnahme abraten, da der Vitaminspiegel ausreichend hoch ausgefallen sei. Vergessen wird dabei, dass der Vitaminspiegel einem gewissen Rhythmus, also einem Auf und Ab unterliegt und möglicherweise eine falsche Bewertung zulässt. Fakt ist, dass aufgrund der Malabsorption, also in Folge der schlechteren Verwertbarkeit dieser Nahrungsbestandteile, die wir durch die Operation erzeugen, Vitamine und Mineralstoffe regelmäßig zugeführt werden müssen: durch die veränderte Anatomie des Verdauungstraktes werden sie ganz einfach schlecht resorbiert. Im Internet werden von verschiedenen Firmen auch Multivitamin-Präparate angeboten, die speziell auf Schlauchmagen- und Bypass-Operierte zugeschnitten sind. Selbstverständlich kann man diese Angebote nutzen, allerdings haben sie einen höheren Preis. Da die Krankenkasse die Vitaminzufuhr nicht bezuschusst, ist für manche Patienten dieser höhere Preis ein wichtiges Kriterium, zumal das Präparat lebenslang eingenommen werden muss. Insofern sollte die Beratung auch dahingehend laufen, dass möglicherweise günstigere Alternativpräparate ausprobiert werden.

Eine gute Versorgung mit einem angemessenen Multivitaminpräparat ist bereits mit einem Betrag von ungefähr 10 Euro im Monat zu erzielen. Die Kosten sind daher für fast alle Menschen in unserer Gesellschaft tragbar.

Immer wieder hören wir, dass Personen sich aufgrund der vermeintlich geringeren Kosten für eine Operation im Ausland behandeln lassen und dann aus Unwissenheit die Vitamine im Anschluss nicht zu sich nehmen. Diese Operationen werden vielfach durchgeführt, ohne dass eine ausreichende Vorbereitung und vor allem ohne dass eine angemessene Nachsorge gewährleistet wird. Die Auswirkungen können erheblich und auch tragisch sein. Ein Vitamin B12-Mangel kann Blutarmut auslösen, die wiederum mit vielen weiteren Erkrankungen einhergeht.

Andere Patienten haben ohne entsprechende Nachsorge ein erhebliches Krankheitsgefühl, sie klagen über Bauchdrücken, Krämpfe und Blähungen, sobald sie etwas gegessen haben. Bei Mangel an Mikronährstoffen kann es auch zu Muskelschwäche, Bauchwandbrüchen, Schwellungen (Ödeme), Knochenentkalkung und -brüchigkeit, Nachtblindheit, Hauterkrankungen (Akne, Haarausfall) oder Nervenschäden (Neuropathie durch B1- und B12-Mangel). Sogar Erkrankungen des Gehirns (Enzephalopathie) sind beschrieben worden. Man kann es nicht oft genug wiederholen: die Operation steht nicht für sich allein da. Jeder Operierte benötigt einen Ansprechpartner und der sollte im Gesamtkonzept des Therapieangebotes verbindlich enthalten sein.

In der Nachsorge können weitere Fragen auftreten. Zum Beispiel sollten **Schmerzmittel** nur in Absprache mit dem Ernährungsmediziner oder dem Adipositaszentrum eingenommen werden. Alle Präparate, die die Magenschleimhaut schädigen können, sind nach einer Bypass-OP problematisch. Dazu zählen Aspirin, ASS, Cortison und alle sog. Rheumamittel (NSAR wie z. B. Ibuprofen, Voltaren, Diclofenac, Arcoxia). Andere Schmerzmittel wie Paracetamol, Metamizol oder Tilidin sind in der Regel aber unproblematisch. Hier ist gezielte Beratung notwendig.

Wiederholt sei hier die Empfehlung zur **Flüssigkeitszufuhr**. (Seite 118). Es hat sich bewährt, zum Essen nichts zu trinken, da dann deutlich besser gekaut wird und die Sättigung schneller eintritt. Das schnelle Herunterschlingen ist ein für alle Mal vorbei. Sie sollten somit am besten eine halbe Stunde vor und dann erst wieder eine halbe Stunde nach dem Essen ordentlich trinken. Am besten durchfeuchten Sie Ihr Essen nur mit Ihrem eigenen Speichel und kauen so lange, bis das Essen als Brei herunterrutscht. So beginnt die Verdauung schon im Mund, da ein von den Speicheldrüsen der Mundhöhle gebildetes Enzym beigemengt wird. Darüber hinaus wird auch der Geschmack durch diese langsame Art der Durchfeuchtung verstärkt. So passiert es auch nicht, dass Sie den gefühlten „Kloß" im Magen fühlen.

Treten **Blähungen** auf, hat sich nach der Operation möglicherweise eine Laktoseintoleranz eingestellt. Diese kann von selber verschwinden, dennoch sollten Sie erst einmal auf laktosefreie Milchprodukte zurückgreifen. Wichtig ist auch, auf den Ballaststoffgehalt der Nahrung zu achten, der oftmals zu gering ausfällt.

Wie sieht es nun mit dem **Alkoholkonsum** aus? Alkohol ist nicht verboten, so lange man ihn in Maßen trinkt. Allerdings sollten Sie in den ersten Wochen nach der Operation abstinent sein, denn die Wirkung des Alkohols wird sich ändern. Viele Patienten berichten davon, dass sie bereits nach dem ersten Schluck ein wenig beschwipst waren. Das hat damit zu tun, dass die

Resorption relativ schnell geht und somit das Gefühl der Alkoholwirkung intensiver entsteht. Zudem ist Alkohol natürlich auch ein Kalorienträger und insofern wenig hilfreich beim Abnehmen.

Eine andere Frage ist die nach der **Kohlensäure**. Diese wird häufig nicht gut vertragen, leider oftmals auch dauerhaft. Gerade in Deutschland haben sich Menschen sehr daran gewöhnt, ihr Wasser mit Kohlensäure zu trinken und können auch in Zukunft nach der Operation kaum darauf verzichten. In solchen Fällen sollte man mit leichtperligen Varianten anfangen. Oftmals wird dann aber festgestellt, dass es zu viel Luft in den Bauch bringt und die Luft keine „elegante" Art zu entweichen hat. Man kann es dann ausprobieren und muss schauen wie es funktioniert. Meist ist es irgendwann wieder möglich ein Bier zu trinken, welches auch Kohlensäure hat. Andererseits gibt es auch Patienten, denen die zuvor heißgeliebte Cola nach der Operation nicht mehr schmeckt. Zu empfehlen ist in jedem Falle stilles Wasser, das geht immer. In Ländern mit hohem Hygienestandard ist Leitungswasser am besten geeignet!

Immer wieder fragen wir in der Nachsorge die Patienten, ob sie sich noch einmal unter den gleichen Umständen operieren lassen würden. 99 % der Patienten sagen: „Ich würde es jederzeit wieder machen", selbst die Wenigen, die eine Komplikation nach der Operation hatten. Auch wenn es anfangs holprig ist: Es ist, wie so oft schon gesagt, nicht der leichte Weg. Aber es ist ein guter Weg und für die allermeisten der einzig gangbare.

Merke: Bestimmte Vitamine und Mineralien müssen nach der Operation konsequent und lebenslang eingenommen werden. Bestimmte Medikamente sind nach der Operation unverträglich, Alkohol und Kohlensäure sind mit Vorsicht zu „genießen."

7.4 Die wundersame Heilung

Die ersten Tage nach der Operation bekommen die operierten Personen also ausschließlich flüssige Kost. Das hört sich im ersten Moment vielleicht ungewohnt an, doch meist ist es so, dass die frisch Operierten auch gar keinen Hunger haben. Durch die hormonellen Veränderungen ist das Hungergefühl wie weggeblasen. Es fällt ihnen also nicht schwer, nichts zu essen.

Ein weiterer, sehr positiver Effekt ist, dass bei vielen Behandelten der **Typ-2-Diabetes mellitus** von einem Moment auf den nächsten nicht mehr mit Medikamenten behandelt werden muss. Sie brauchen kein Insulin mehr und das, ohne dass sie auch nur ein Kilo abgenommen haben. Es gibt mittlerweile auch gute Studien darüber, dass Menschen nach einer durchgeführten Operation weniger schnell Typ-2-Diabetes mellitus bekommen und, selbst wenn es doch dazu kommt, brauchen sie meist deutlich weniger Medikamente oder sogar gar keine mehr. Die Krankheit ist deutlich besser behandelbar. Aus diesem Grund bevorzugen wir es, die Adipositas- oder Bariatrische Chirurgie in Zukunft als **metabolische Chirurgie** zu bezeichnen. Auf ihren positiven Einfluss auf viele andere Stoffwechsel-Prozesse wurde zuvor wiederholt hingewiesen (Seite 169).

Insulin ist ein „Verstärker". Die Diabetologen scheuen sich zwar immer, dies zu sagen, doch wenn Patienten beim Typ-2-Diabetes erst einmal Insulin benötigen, dann beginnt ein Teufelskreis: Insulin verstärkt die Fettsucht, sodass viele Patienten erheblich an Gewicht zunehmen. Man bezeichnet das als „Insulinmast" – ein schrecklicher Ausdruck, der es aber trifft! Adipositas kann zu Diabetes führen, der immer weiter fortschreitet, bis es zu Insulingaben kommt, durch die die Betroffenen nochmals zehn oder sogar 20 Kilo zunehmen. Die Operation kann diesen Teufelskreis durchbrechen. Durch sie kann die Insulingabe meist deutlich verringert oder meistens sogar komplett eingestellt werden.

Schon kurz nach der Operation berichten außerdem viele davon, dass sie weniger oder gar keine Medikamente mehr gegen ihren Bluthochdruck benötigen, und viele können auch die bisher erforderlichen Atemmasken nachts getrost auf dem Nachttisch liegen lassen. Viele der Begleiterkrankungen der Adipositas können also durch die Operation gebessert oder sogar geheilt werden.

Nach der Operation folgen zahlreiche Nachsorgetermine bei einer Diätberatung. Die Abstände sind anfangs noch kurz und werden immer größer, bis die operierten Personen nach einiger Zeit nur noch einmal jährlich zur Ernährungsberatung und zur Kontrolle bestimmter Blutwerte kommen. Natürlich müssen sie sich regelmäßig wiegen. Wenn sie erkennen, dass das Gewicht wieder in die falsche Richtung geht, dann steht ihnen geschultes Fachpersonal zur Verfügung, das sie dabei unterstützt, Nahrungsgewohnheiten sofort anzupassen.

Merke: Auch wenn es den meisten darum geht, überschüssige Pfunde zu verlieren, bemerken sie bald, dass sich Typ2-Diabetes, Bluthochdruck, Atemaussetzer und Gelenkbeschwerden verbessert haben und sie auf Medikamente verzichten können.

7.5 Ihr Willensverstärker

Der Gewichtsverlust geht nach der Operation natürlich erst einmal langsam voran und es ist auch gar nicht wünschenswert, dass Sie jeden Monat zehn Kilo abnehmen. Das wäre ungesund und würde Ihren Körper überfordern. Es reicht völlig aus, wenn Sie zwei oder drei Kilo pro Monat abnehmen. Sie sollen immer noch etwas essen, aber mit Vernunft und Freude. Rechnen Sie einmal durch: Wenn Sie zwölf Monate lang jeweils drei Kilo pro Monat abnehmen, sind auch das 36 Kilo pro Jahr. In zwei Jahren wären das 72 Kilo, das reicht völlig aus. Sie haben noch viel Zeit, um ein Gewicht zu erreichen, mit dem Sie sich wohlfühlen. Vergessen Sie nicht: Sie befinden sich nicht in einer Diät, die irgendwann vorbei ist. Ihre gesunde Lebensweise ist und bleibt nach der Operation ein Teil von Ihnen.

Sie werden etwas Zeit brauchen, um sich und Ihren Körper daran zu gewöhnen, „normale" Portionen zu sich zu nehmen. Sie wollen ja abnehmen und da ist die Verkleinerung der Portionsgrößen ein willkommener Hebel. Die Operation unterstützt Sie dabei als eine Art Willensverstärker, da Sie auch gar nicht mehr so viel zu sich nehmen können wie vor der Operation. Es geht schlicht nicht mehr und nach kurzer Zeit wollen Sie es auch gar nicht mehr. Sie müssen sich nicht mehr ständig anstrengen, um Ihr Verhalten zu ändern. Stattdessen gewöhnen Sie sich schon nach kurzer Zeit an Ihre neue Lebensweise. Vielleicht hört sich das jetzt absolut unglaublich an, doch schon nach kurzer Zeit haben Sie sich an neue Portionsgrößen und Essgewohnheiten angepasst, sodass Sie sich die Mengen, die Sie früher zu sich genommen haben, gar nicht mehr vorstellen können. Viele Operierte, die nach einigen Jahren wieder zu uns kommen, und die 50 Kilo oder mehr abgenommen haben, sagen uns: „Ich kann gar nicht glauben, dass ich früher mal so viel gegessen habe, so viel auf einmal essen konnte. Das ist völlig aus meinem Kopf raus."

Wie viel Sie tatsächlich abnehmen können, kommt ein bisschen darauf an, von welchem Ausgangsgewicht Sie kommen. Aus unserer Erfahrung sind zwischen 50 und 70 Kilo in zwei Jahren durchaus realistisch. Innerhalb der ersten zwei Jahre nehmen Sie auch das meiste ab.

Danach ist die Zeit der „Inventur" gekommen: was haben die Operation und das dahinterliegende Konzept tatsächlich bewirkt? Viele unserer Patientinnen und Patienten haben nach zwei Jahren einen BMI von etwa 30, obwohl sie schon 60 Kilo abgenommen haben. Sie sind also immer noch übergewichtig, doch für sie ist es ein komplett neues Leben. Bei so hohen Gewichtsabnahmen kommen dann gegebenenfalls noch weitere Maßnahmen hinzu, zum Beispiel Operationen aus ästhetischen Gründen, um vorhandene Hautüberschüsse zu entfernen.

Durch die Operation und die folgende Abnahme gewinnen Sie deutlich an Bewegungsfreiheit. Viele Adipöse kommen etwa zwei Jahre nach der Operation zu unserer Ernährungsberaterin und sind ganz stolz, weil sie die Beine übereinanderschlagen können. Etwas, das viele Jahre nicht ging. Für viele mag das eine Kleinigkeit sein, doch das damit einhergehende neue und veränderte Körpergefühl ist für viele wirklich fantastisch. Viele freuen sich daran, endlich wieder modische Bekleidung zu kaufen und zu tragen, oder auch mit ihren Enkeln und Kindern Fußball spielen zu können und herumzutollen. Sie entdecken neue Sportarten für sich und erfüllen sich Träume, wie zum Beispiel den Jakobsweg zu laufen oder eine Alpenüberquerung zu wagen.

Die Operation und die Abnahme können bewirken, dass Sie wieder Spaß am Leben haben und auch auf andere Menschen wieder attraktiver wirken.

Auch der Genuss beim Essen bleibt, es wird sogar noch genussvoller. Ihr Stück Kuchen essen Sie immer noch, aber nur eins, und das am Sonntagnachmittag. Dieses Stück reicht aus und Sie suchen sich bewusst aus, welches Sie essen möchten. Sie wissen, dass Sie es essen dürfen und es genießen können. Nichts passiert mehr unter Zwang oder Druck. Verbote gibt es nicht, Ihr Bedürfnis nach hochkalorischem Junkfood ist wie weggeblasen. Stattdessen bevorzugen Sie gesundes Essen, in kleineren Mengen, und essen mit großem Genuss. Den Bauch vollschlagen möchten Sie sich gar nicht mehr. Wie hört sich das für Sie an?

Merke und zum Schluss noch einmal: Die Operation hilft Ihrem Willen, stark zu sein, es durchzuziehen; „Raus aus der Adipositas" für immer. Das neue Leben kann beginnen.

8 Nachwort

Seit vielen Jahren setzen wir uns im Adipositaszentrum Münster nun mit der Krankheit Adipositas und den Personen, die diese Krankheit haben, auseinander. Viele unserer Mitbürgerinnen und Mitbürger haben Vorurteile, wenn sie dicke Menschen sehen. Viele denken: „Wow, diese Person frisst bestimmt den ganzen Tag, sonst wäre sie nicht so fett." Doch diese Vorurteile lassen die Wahrheit verschwimmen. Hinter dem Panzer, den manche mit sich herumtragen, stecken Menschen. Menschen mit ihren Gefühlen, Sorgen, Nöten, aber auch mit ihrer Lebenslust, die vielleicht durch die Krankheit stark eingeschränkt ist.

Zahlreiche Personen sind es leid, von einer Diät zur nächsten zu hecheln und jedes Mal nach einiger Zeit mehr zu wiegen als vorher. Sie sehnen sich nach einem neuen Lebensgefühl, möchten wieder Sport treiben, reisen und sich in ihrem Körper wohlfühlen. Doch die Gesellschaft macht es ihnen nicht leicht. Dazu kommen die hormonellen und körperlichen Gegenspieler, die ihr Vorhaben oft undurchführbar machen.

Ich habe in den vielen Jahren wunderbare Menschen kennengelernt, die durch die Krankheit sehr stark gelitten haben und deren Persönlichkeit sich dadurch stark verändert hatte. Viele Menschen leiden, nicht nur körperlich, sondern auch seelisch. Sie werden gehänselt, diskriminiert und ungerecht behandelt. Vielleicht kennen auch Sie solche Situationen und sind es endgültig leid, ihr Leben so weiterzuleben. Sie haben es satt, ständig nur nach Ihrem Äußeren beurteilt zu werden. Sie möchten ein freies und zufriedenes Leben führen, ohne ständig von Ihrer Körperfülle beeinträchtigt zu werden. Sie haben keine Lust mehr auf den Stempel „adipös", oder noch weniger nett, „fett" oder „dick".

R. Horstmann, *Raus aus der Adipositas*, https://doi.org/10.1007/978-3-662-65808-6_8

Für mein Team und mich ist es daher in erster Linie wichtig, nicht nur einen Patienten oder eine Patientin zu operieren, sondern den Menschen hinter der Fassade, die häufig zum eigenen Schutz entstanden ist, zu erkennen. Wir haben Verständnis für Ihre Situation und möchten auch Ihnen eine Möglichkeit bieten, diesem Dilemma zu entkommen.

Wir sehen die Probleme und kennen eine Lösung. Doch zu einer solchen Lösung gehören immer zwei: Nicht nur wir, die eine Lösung anbieten, sondern auch Sie. Denn Sie müssen offen sein für diese Lösung und offen dafür, Ihr Leben in den Griff zu bekommen. Das Warum muss tief aus Ihnen kommen. Die Entscheidung können nur Sie selbst treffen.

Ich hoffe, ich konnte Ihnen in diesem Buch viele Anregungen mitgeben, wie es Ihnen mit oder ohne Operation gelingen kann, Ihr Leben zu ändern oder andere Personen dabei zu unterstützen. Sollten Sie Kontakt zu einem Zentrum aufnehmen wollen, dann werden Sie dort „auf deinem Weg in dein neues Leben" Unterstützung finden. Die verschiedenen Adipositaszentren mit Kontaktdaten finden Sie unter folgendem Link:

http://www.dgav.de/zertifizierung/zertifizierte-zentren/adipositas-und-metabolische-chirurgie.html

Vergessen Sie bitte nie:

Heute ist der erste Tag vom Rest Ihres neuen Lebens.

Es ist Ihr Leben – machen Sie etwas daraus.

Printed in the United States
by Baker & Taylor Publisher Services